AUS DER MEDIZINISCHEN KLINIK
UND DEM INSTITUT FÜR GERICHTLICHE TIERHEILKUNDE
DER TIERÄRZTLICHEN HOCHSCHULE ZU BERLIN
DIREKTOR: PROFESSOR DR. K. NEUMANN-KLEINPAUL

ÜBER TETRACHLORKOHLENSTOFF-VERGIFTUNGSERSCHEINUNGEN BEI PFERDEN, DEREN ZUSAMMENHANG MIT DEM BLUTSERUM-CALCIUMSPIEGEL UND ÜBER VERSUCHE, DIE VERGIFTUNGSERSCHEINUNGEN DURCH ERHÖHEN DES BLUTKALKGEHALTES ABZUSCHWÄCHEN

INAUGURAL-DISSERTATION

ZUR

ERLANGUNG DER WÜRDE

EINES

DOCTOR MEDICINAE VETERINARIAE

DER

TIERÄRZTLICHEN HOCHSCHULE
ZU BERLIN

VORGELEGT VON

KUNO PELCKMANN
APPR. TIERARZT AUS BERLIN

Springer-Verlag Berlin Heidelberg GmbH 1930

ISBN 978-3-662-31307-7 ISBN 978-3-662-31512-5 (eBook)
DOI 10.1007/978-3-662-31512-5

Berlin, den 22. Februar 1930.
Gedruckt mit Genehmigung der Tierärztlichen Hochschule zu Berlin.

Referent: Professor Dr. K. Neumann-Kleinpaul.

Sonderabdruck aus dem
„Archiv für wissenschaftliche und praktische Tierheilkunde",
Band 62.

MEINEM VATER

IN DANKBARKEIT

GEWIDMET

Unter einer kleineren Anzahl von Chemikalien und zusammengesetzten Mitteln, die zur Abtötung von Parasiten innerhalb eines Tierkörpers wirksam und geeignet erscheinen können, stehen der Tetrachlorkohlenstoff und die aus ihm gefertigten Präparate mit an erster Stelle. Die sichere und schnelle wurmtötende und wurmauflösende Wirkung dieser Substanz wird durch zahlreiche Berichte bestätigt, von denen einige aus der neueren Zeit angeführt seien:

Ernst (1926) behandelte 4 Schafe gegen Distomum hepaticum mit „Egelin". „Wirkung war gut."

Hupka (1928) behandelte 80 Schafe mit „Serapis" (Tetrachlorkohlenstoff) in Kapselform. „Heilung trat ohne Ausnahme ein."

Johnen und *Zunker* (1926) behandelten 32 Pferde mit je 80,0 „Univerm", einer „festen Lösung" von CCl_4, gegen Ascaris megalocephala. „Nach einmaliger Behandlung waren 29 Patienten von den Ascariden befreit."

Jones (1928) behandelte 24 Jungrinder mit 5,0—10,0 reinem CCl_4 nach vorherigem Fasten der Tiere. „Erfolge waren gut."

Kiessig (1927) behandelte 808 Schafe mit dem tetrachlorkohlenstoffhaltigen „Serapis S. B. 444" und bezeichnet das Präparat als ein außerordentlich zuverlässig wirkendes Mittel zur Abtötung der im Schafkörper parasitierenden Leberegel. Es tötet diese innerhalb der Gallengänge rasch und sicher ab.

Montgomery (1926) behandelte 372 Schafe mit einer einmaligen Dosis von 5 ccm Tetrachlorkohlenstoff. „Erfolg war gut."

Nöller, Gluschke und *Schmid* (1926) behandelten 5 Schafe mit dem 82% CCl_4-haltigen Präparat „Serapis S. B. 444". Ergebnis: „Vom 6. Tage an war bei 4 Tieren der Kot frei von Leberegeleiern, bei einem Schaf wurde bei der Sektion am 6. Tage ein halber, halbzersetzter Leberegel und 2 Lanzettegel in den Gallengängen gefunden."

Dieselben (1926) behandelten 2 Schafe mit je 20,0 reinem CCl_4. „Bei einem Tier ergab die Sektion am 5. Tage, daß kein Leberegel mehr vorhanden war; bei dem anderen Tier wurden am 9. Tage 2 Lanzettegel gefunden."

Dieselben (1926) behandelten ein Schaf mit 20,0 CCl_4 und 4,0 Terpentinöl. „Die Sektion, am 4. Tage vorgenommen, ergab 53 tote Egel."

Nöller und *Schmid* (1926) behandelten 5 Schafe mit dem tetrachlorkohlenstoffhaltigen Präparat „Egelin'. „Wirkung war zuverlässig."

Dieselben (1927) behandelten subcutan 3 Schafe mit in Paraffinum liquidum gelöstem Tetrachlorkohlenstoff. Erfolg: „Alle Leberegel waren abgetötet."

Dieselben (1927) behandelten intraperitoneal 4 Schafe mit CCl_4. „Bei der Schlachtung zeigten sich die Tiere frei von Leberegeln."

Seddon (1927) hält den Tetrachlorkohlenstoff für ein außerordentlich wirksames Mittel zur Behandlung leberegelkranker Schafe.

Von einer zufriedenstellenden und schnellen Wirkung des Tetrachlorkohlenstoffes auch gegen parasitische Nematoden (Magennematoden, Ancylostomen, Trichostrongyliden, Pferdestrongyliden, Oxyuren, Ascariden u. a.) wird von *Allen* (1922), *de Blieck* und *Baudet* (1923 und 1924), *Hall* (1921 und 1923), *Hampton* (1922), *Sweet* (1925) und anderen Autoren berichtet.

Die kunstvolle Aufgabe, die ein derartiges wurmtötendes Mittel zu erfüllen hat, besteht darin, lebende Parasiten innerhalb lebenden Organgewebes abzutöten, ohne letzteres in seiner Funktion zu stören oder es gar zu schädigen. Es ist auf diese schwierige Eigenart der Wirkungsweise eines solchen Heilmittels zurückzuführen, daß fast ausnahmslos jeder Bericht über Erfahrungen mit Tetrachlorkohlenstoffbehandlungen gleichzeitig über mehr oder weniger erheblich schwere Vergiftungserscheinungen des behandelten Individuums spricht. In der deutschen und besonders in der amerikanischen Literatur sind zahlreiche, allerdings sich teils stark widersprechende Beschreibungen von CCl_4-Vergiftungserscheinungen und Vergiftungen beim Menschen und den verschiedensten Tierarten zu finden*.

In Sonderheit wird über die Dosierungshöhe des Tetrachlorkohlenstoffes und seine verursachten Vergiftungserscheinungen bei Pferden recht verschieden geurteilt.

de Blieck und *Baudet* (1923) gaben durch die Schlundsonde an Fohlen 10,0 bis 50,0, an erwachsene Pferde 100,0—150,0 CCl_4 und beobachteten bei 14 Tieren keinerlei Schädigung.

Dieselben stellten (1924) durch erneute Versuche fest, daß Fohlen bis zu 200,0 und erwachsene Pferde bis zu 400,0 CCl_4 ohne jeden Schaden vertragen können. Sie empfehlen aber auf Grund dieser Versuche, zu therapeutischen Zwecken einem Pferde nur eine Dosis von 0,10 ccm pro Kilogramm Körpergewicht zu verabfolgen. Es würde dies bei einem Tier von 450 kg Gewicht einer Dosis von nur etwa 55,0 CCl_4 entsprechen. Nach ihren Erfahrungen sollen erwachsene Pferde gegen Tetrachlorkohlenstoff empfindlicher sein als Fohlen.

Sellnick (1924) erprobte bei Pferden eine Dosis von 120,0 CCl_4, die er in 3 Gelatinekapseln zu je 40,0 verabfolgte. Ein Patient wälzte sich ungefähr eine halbe Stunde nach der Eingabe stark, beruhigte sich aber dann bald wieder von allein

* Siehe die diesbezügliche umfangreiche Zusammenstellung von *Nöller*, *Gluschke* und *Schmid* (1926).

ohne tierärztliche Hilfe. Weitere Vergiftungserscheinungen gibt Verfasser nicht an, hält aber auf Grund seiner Erfahrungen eine 70,0—80,0 übersteigende Dosis für nicht ratsam.

Johnen und *Zunker* (1926) beobachteten bei 70 mit je 80,0 CCl_4 in Pillenform behandelten Pferden an nachteiligen Folgen lediglich eine mehrstündige, sich an die Eingabe anschließende Appetitlosigkeit.

Demnitz (1923) gab 6 Pferden je 100,0 CCl_4 mit der Schlundsonde ein. Ein Patient zeigte 4 Minuten nach der Eingabe Taumeln, Schweißausbruch, blutigen Schaum im Maul, Coma, Zittern. Die Atmung war oberflächlich (52), der Puls klein (über 100), der Blick ängstlich, die Jugularvenen prall gefüllt, die Conjunctiven cyanotisch verfärbt. Kein Husten. Nach Blutkörperchensenkung war das überstehende Plasma hämolytisch. Am Nachmittag des Eingabetages ergab Perkussion normalen Schall bis auf ein kleines Dämpfungsfeld im unteren Abschnitt der linken Lunge. Die Auskultation ließ deutliche Rasselgeräusche wahrnehmen. Abends betrug die Temperatur 40,5. Am nächsten Tage bestand im unteren Drittel der linken Lunge eine ausgebreitete Dämpfung, die Perkussion verursachte Schmerzen, Schabe- und Rasselgeräusche waren über den ganzen Thorax verbreitet zu hören. Abends 9 Uhr 30 Minuten erfolgte letaler Ausgang. Verfasser nimmt in diesem Falle Aspiration von Tetrachlorkohlenstoff an. Zwei weitere Patienten zeigten 2 Stunden nach Verabreichung des CCl_4 verminderte Freßlust, die sich erst nach 3 Tagen wieder besserte. Zwei weitere Patienten litten an Appetitlosigkeit ebenfalls mehrere Tage hindurch und zeigten außerdem Temperatursteigerungen. Die Fäces waren 3 Tage hindurch anfangs breiig, später locker und stinkend. Ein weiterer Patient hatte Temperatursteigerung bis 39,0, die erst am 4. Tage nach der Behandlung zur Norm zurückkehrte. Er zeigte ikterische Verfärbung der Lidbindehäute, stark wässerige, stinkende Fäces und war stark mitgenommen. Erst 6 Tage nach der Eingabe von CCl_4 stellte sich bei dem Patienten die übliche Freßlust wieder ein. Alle 6 vom Verfasser behandelten Pferde waren während der nächsten Tage nach der Eingabe auffallend matt und zeigten während der ersten Stunden schwankenden Gang. Die Erscheinungen hält *Demnitz* für Symptome einer Gastroenteritis und hielt sämtliche Pferde entgegen dem Ergebnis von *de Blieck* und *Baudet* (1923 und 1924) mehrere Tage hindurch nach der Eingabe von 100,0 CCl_4 für arbeitsunfähig. Die Tatsachen, daß nach *de Blieck* und *Baudet* (1923 und 1924) Pferde 400,0 CCl_4 ohne jede Schädigung vertragen und andererseits *Demnitz* (1923) schon bei Verabreichung von 100,0 CCl_4 schwere Vergiftungserscheinungen zu verzeichnen hat, können nur durch individuelle Veranlagung der Patienten dem Tetrachlorkohlenstoff gegenüber Erklärung finden. Von Überempfindlichkeit und Idiosynkrasie gewisser Wesen dem Tetrachlorkohlenstoff gegenüber sprechen *Tailor* (1925) und *Hall* (1927). Letzterer Autor hält übereinstimmend mit *Minot* (1927) die individuelle schlechte Verträglichkeit des Mittels lediglich für eine Folge von Ca-Mangel im Blut des betreffenden Patienten.

Minot (1927) schiebt sogar die alleinige Schuld an den nach CCl_4-Eingabe beobachteten Vergiftungserscheinungen einem durch den Tetrachlorkohlenstoff verursachten allzu starken Absinken des Ca-Spiegels im Blute zu. Er berichtet von Versuchen an Hunden, bei denen die Versuchstiere nach Hebung des Blut-Ca-Spiegels durch perorale Kalkzufuhr sehr große, sonst toxisch wirkende Dosen, ohne sichtbare Vergiftungserscheinungen zu zeigen, vertragen haben.

Die Ansicht, daß eine perorale Kalkzufuhr als Prophylakticum für CCl_4-Vergiftungen anzusehen ist, wird durch folgende Feststellung nicht bestätigt: *Norris* (1927). Schafe, die mit u. a. Kalk und Knochenmehl enthaltendem Kraftfutter gefüttert waren, vertrugen 2,0 ccm CCl_4 recht schlecht, während Tiere mit ausschließlicher Weidefütterung Dosen von 15,0—20,0 CCl_4 ohne nennenswerte Schädigung vertrugen.

Der allgemein anerkannten Ansicht, die auch *Minot* (1927) durch seine Versuche an Hunden bestätigt, daß sich der Blut-Ca-Wert durch Kalkzufuhr per os überhaupt erhöhen läßt [*Hess, Calvin, Wang* and *Felcher* (1923), *Lasch* und *Neumayer* (1926), *Robinson* and *Huffman* (1926)], widersprechen z. B. die Feststellungen folgender Autoren:

Andersen (1924). „Zu- oder Abnahme der Ca-Zufuhr blieb auf die Blutkalkwerte ohne Einfluß.“

Blum, Delaville et *van Caulaert* (1924). „Die Blutkalkwerte sind von der Nahrung ziemlich unabhängig.“

Mirvish (1926). „Die Art der Ernährung, insbesondere die Zufuhr von Kalksalzen, spielt für den Blut-Ca-Spiegel keine oder eine nur untergeordnete Rolle.“

Über die Höhe des physiologischen Blut-Ca-Spiegels sind die Ansichten der einzelnen Autoren recht verschieden.

Nach *Kylin* (1924) und nach *Kylin* und *Silfversvärd* (1924) betragen die Blut- und Blutserum-Ca-Werte für den Menschen 10,65—12,0 mg%.

Koechig (1924) fand unter physiologischen Verhältnissen Blut-Ca-Werte von 9,5—11,0 mg%.

Tschiember (1924) gibt Blutplasma-Ca-Werte von 9,3—10,0 mg% für den Menschen als physiologische an.

Richter (1924) rechnet bei einem Kaninchen mit einem Normalblut-Ca-Wert von 10,0—13,0 mg%.

Leites (1924) fand beim Kaninchen unter physiologischen Verhältnissen im Gesamtblut Ca-Werte von 14,0—15,6 mg%.

Leites (1924) gibt für den Hund Ca-Durchschnittswerte von 10,4—11,2 mg% an, während

Stiasny (1927) Resultate von 15,0—15,6 mg% beim Hund erzielte.

Abderhalden (1925) hält einen Ca-Durchschnittswert von 11,2 mg% bei einem Hund für die physiologische Norm.

Robinson and *Huffman* (1926) haben durch etwa 100 Analysen festgestellt, daß das Rinderblut einen Ca-Wert von 3,7—14,7 mg% besitzt und die größte physiologische Schwankung innerhalb von 24 Stunden 2,0 mg% beträgt.

Abderhalden (1925) stellt für das Pferd einen Ca-Durchschnittswert von 11,1 mg% auf.

Schultz (1929) bezeichnet bei Pferden Ca-Werte von 11,3—11,5 mg% als leicht gesenkt, während er Werte von 13,1 mg% als über der Norm liegend betrachtet. Verfasser hält eine Veränderung des Blut-Ca-Spiegels von 11,3—11,5 mg% innerhalb von 11 Tagen (4. VI. bis 15. VI. 1928) schon für eine Steigerung, läßt somit im Gegensatz zu *Robinson* and *Huffman* (1926) physiologischen Schwankungen durch 11 Tage hindurch gar keine Grenzen.

Von den verschiedensten Ursachen, die zu physiologischen Schwankungen des Blut-Ca-Spiegels führen können, sprechen unter vielen anderen die Autoren: *Blanchetière* et *Brocq-Rousseu* (1926), *Ginsburg* (1928), *Kitayama* (1927), *Kylin* (1924), *Leites* (1924), *Mirvish* (1926), *Reiss* und *Marx* (1928), *Riddle* und *Warren* (1926), *Robinson* and *Huffman* (1926).

Aus den bisher über die toxische Wirkung des Tetrachlorkohlenstoffes angeführten, sich teils widersprechenden Erfahrungen treten bezüglich der Therapie bei Pferden 2 Fragen hervor, deren Klärung auf Grund von mehreren systematischen Versuchen angebracht schien:

1. Welche Vergiftungserscheinungen zeigt das Pferd nach Eingabe von Tetrachlorkohlenstoff, und wieweit hängen diese mit einem Sinken des Blut-Ca-Spiegels zusammen?

2. Können auch beim Pferd die Vergiftungserscheinungen durch vorherige Ca-Fütterung vermieden werden?

Zwecks Klärung dieser Fragen wurden 20 Versuche in der Medizinischen Klinik der Tierärztlichen Hochschule zu Berlin ausgeführt.

An Hand früherer Klinikaufzeichnungen ergab sich, daß in den Jahren 1927—1929 insgesamt an 48 Pferden eine Wurmkur mit CCl_4 vorgenommen worden war. Es erhielten:

38 Pferde eine Dosis von 80,0 CCl_4
1 Pferd „ „ „ 75,0 CCl_4
1 „ „ „ „ 70,0 CCl_4
4 „ „ „ „ 60,0 CCl_4
1 „ „ „ „ 50,0 CCl_4
2 „ „ „ „ 25,0 CCl_4
1 „ „ „ „ 20,0 CCl_4

Bei den 48 Patienten wurden folgende Erscheinungen beobachtet:

	Appetitlosigkeit	Veränderung der Temperatur	Abweichungen in Puls- und Atemfrequenz	Ikterus	Sonstiges
Bei 8 Patienten . .	+	+	+	+	Kolikerscheinungen und benommenes Sensorium.
„ 6 „ . .	+	+	—	+	
„ 2 „ . .	+	+	+	+	Tremor der Muskulatur, Afteratmen.
„ 8 „ . .	+	+	—	+	
„ 2 „ . .	—	+	—	+	
„ 6 „ . .	+	—	—	+	
„ 6 „ . .	+	—	—	—	
„ 7 „ . .	—	—	—	+	
„ 3 „ . .	Keine Erscheinungen				

Zu meinen folgenden Versuchen fanden durchweg ältere Versuchspferde, die sich in mäßigem Ernährungszustand befanden, Verwendung. Vor Beginn der Versuche standen die Pferde einen Tag lang in völliger Ruhe, bei einheitlichem Futter im Stall, um jede Beeinflussung der Versuchsergebnisse infolge Überanstrengung, Hunger oder Durst auszuschalten. Die Fütterungszeiten blieben während sämtlicher Versuche die gleichen: 7 Uhr, 12 Uhr, 17,30 Uhr. Vor Versuchsbeginn wurde jedes Tier eingehend auf seinen Gesundheitszustand hin, insbesondere auf Krankheiten der Zähne, Lungen und Nieren untersucht.

Physiologische Abweichungen vom Normalbefund einzelner Organe sind bei dem jeweiligen Versuch verzeichnet. Die pünktliche und gleichmäßige Fütterung und Tränkung sowie die Mischung der besonderen, selbst abgewogenen Kalkgaben mit dem Futter, wurde besonders überwacht.

Der zur Verwendung gelangte Tetrachlorkohlenstoff war stets frisch aus der Hochschulapotheke bezogen und wurde bei allen Versuchen mittels der Nasenschlundsonde verabfolgt. Zur Einführung der Sonde wurden die Pferde in einen Notstand gestellt. Auf möglichst tiefe Einführung der Sonde bis kurz vor den Magen wurde geachtet, um eine Reizung der Oesophagusschleimhaut durch Tetrachlorkohlenstoff zu vermeiden. Nach *Demnitz* (1923) können sonst auf reflektorischem Wege Kardiospasmus und antiperistaltische Bewegungen entstehen, die dann den Tetrachlorkohlenstoff zwischen Sonde und Oesophagusschleimhaut in oraler Richtung bewegen würden und damit eine Aspiration ermöglichten, was ich allerdings nicht beobachtet habe. Die Eingabe erfolgte bei allen Versuchen vormittags, nachdem die Tiere morgens weder getränkt noch gefüttert waren, dergestalt, daß, wie in der Klinik seit langem üblich, zuerst 1 l Wasser, dann der Tetrachlorkohlenstoff, dann wiederum 2—3 l Wasser zum Ausspülen der Sonde verabreicht wurden. Die starke Nachspülung mit kaltem Wasser sollte jede Möglichkeit einer Aspiration, auch möglichst der rücksteigenden CCl_4-Dämpfe verhindern. Das zum Schluß der Eingabe in der Sonde befindliche Wasser wurde durchgeblasen und so auch noch in den Magen befördert.

Der Blut-Ca-Spiegel wurde nach der Mikrocalciummethode *von de Waardt* festgestellt, die im Prinzip darin besteht, daß mit Citrat ungerinnbar gemachtes Blut bzw. Plasma mit Oxalat gefällt und die aus dem Niederschlag freigemachte Oxalsäure durch Permanganat bestimmt wird.

Verwandte Reagenzien: Sol. Natr. citrici 5%, Sol. Ammon. oxalici 6%, Acid. sulfur. verdünnt, $^{n}/_{10}$-Sol. Kalii permang. (Faktor 0,879).

Das Blut wurde täglich wechselnd aus der rechten und linken Vena jugularis entnommen und mit dem Blutstrom ein vorher mit 1 ccm Citrat beschicktes Zentrifugenröhrchen von 12 ccm Fassungsvermögen angefüllt. Nach 15 minutenlangem Zentrifugieren bei 2—3000 Umdrehungen pro Minute wurde in 2 Zentrifugenröhrchen je 1 ccm Plasma und $^{1}/_{2}$ ccm Sol. Ammon. oxalici getan, vorsichtig geschüttelt und dem Ca-Oxalat 20 Minuten Zeit zum Ausfallen gelassen. Die Waschungen des Ca-Oxalatniederschlages fanden mit 2 ccm doppelt destilliertem Wasser und jedesmaligem 10 minutenlangen Zentrifugieren 3mal statt. Das Waschwasser wurde abgegossen, nicht abpipettiert. Der Oxalatniederschlag wurde mit 0,3 ccm Acid. sulfur. und 1 ccm destilliertem Wasser versetzt. Die Röhrchen kamen zwecks Lösung des Calciumoxalates in ein Wasserbad von 50—60°, dann fand unter ständigem Umrühren bei dieser Temperatur die Titration der jeweiligen Doppelproben der Blutentnahmen mit $^{n}/_{100}$-Kaliumpermanganatlösung statt, welche jeweils aus der $^{n}/_{10}$-Permanganatlösung durch Verdünnen mit destilliertem Wasser hergestellt wurde, bis eine schwache Rosafärbung, die mindestens $^{1}/_{2}$ Minute anhielt, eintrat.

Die Zahl der abgelesenen Kubikzentimeter $^{n}/_{100}$-Permanganatlösung wurde mit 20 (dem Faktor einer Normalcalciumlösung) multipliziert und auf diese Weise die Ca-Menge in Milligramm für 100 ccm Plasma errechnet. Der Durchschnittswert von den beiden Blutproben fand für die Beurteilung des Ca-Wertes für die entsprechende Blutentnahme Verwendung.

Für ein und denselben Versuch wurden sowohl zur Blutentnahme wie auch zur Verarbeitung des Plasmas ständig dieselben Röhrchen und Glasstäbe zum Umrühren verwandt. Sämtliche Utensilien kamen zwecks Reinigung nur mit doppelt destilliertem Wasser in Berührung. Zur Titration diente eine graduierte Präzisionsbürette. Jedes Reagens hatte seine eigene Pipette. Auf eine gleichmäßige Auslaufgeschwindigkeit der Flüssigkeiten aus den Pipetten wurde geachtet.

Die im August und September 1928 getätigten Vorversuche, den Ca-Spiegel festzustellen, erstreckten sich auf 40 Ca-Doppelfeststellungen an 14 gesunden Pferden. Als Resultat der physiologischen Höchstschwankungen innerhalb 12 Stunden wurde 0,7 mg% gefunden.

Auf Grund der widersprechenden Ca-Angaben in der Literatur und zum Ausgleich der ermittelten Tagesschwankungen, entschloß ich mich, für die Versuche den Ca-Wert täglich 3—4mal festzustellen, um dann die dadurch erhaltenen Tagesdurchschnittswerte gegeneinander auswerten zu können.

Die in den jeweiligen Versuchstabellen für Ca-Resultate eingesetzten Striche bedeuten, daß aus der betreffenden Blutprobe kein Ergebnis zu erzielen war.

Zu den zu jedem Versuch gegebenen Kurvenaufstellungen bemerke ich, daß dieselben keinen Anspruch auf physiologische Richtigkeit erheben, da die Länge der Nächte unberücksichtigt geblieben ist. Der eingezeichnete Pfeil gibt den jeweiligen Zeitpunkt der erfolgten Tetrachlorkohlenstoffeingabe an.

Bei 16 Versuchen wurde täglich die Senkungsgeschwindigkeit der Blutkörperchen festgestellt, um einen Einfluß der Blut-Ca-Menge auf die Senkungsgeschwindigkeit auszuproben.

Das Blut zur Feststellung der Senkungsgeschwindigkeit der Erythrocyten wurde zwecks Ausschaltung physiologischer Einwirkungen [vgl. hierzu: *Brummer* (1926), *Devulder* (1926), *Friedemann* (1924)] innerhalb eines Versuches stets pünktlich um dieselbe Zeit entnommen. Ein Maßzylinder, der mit 4 ccm 3,6proz. Natrium-Citratlösung beschickt war, wurde bis zu 20 ccm mit Blut aufgefüllt. Aus diesem wurde eine graduierte Präzisionspipette von *Leitz* (10 ccm) vollgesogen und der Erythrocytenstand alle 5 Minuten bis zu 45 Minuten, alsdann nochmals nach 24 Stunden, abgelesen.

Das Additionsergebnis dieser 10 Ablesungen wurde zwecks Feststellung eines Durchschnittswertes durch 10 dividiert und der Durchschnittswert zur Herstellung einer Senkungsübersichtskurve bei den betreffenden Versuchen verwandt.

Bei den Versuchen V und VI wurde täglich 4 bzw. 3mal zu verschiedenen Tageszeiten die Senkungsgeschwindigkeit der Erythrocyten festgestellt.

Ich kam durch Vergleich der einzelnen Senkungsresultate übereinstimmend mit *Preobrašenski* und *Starostjuk* (1927) zu dem Ergebnis, daß die individuelle Senkungsgeschwindigkeit im Verlauf des Tages praktisch dieselbe bleibt, weshalb ich mich bei den weiteren Versuchen mit *einem* Senkungsresultat am Tage begnügte.

Für ein und denselben Versuch fand stets derselbe Maßzylinder und dieselbe Pipette Verwendung.

Die Versuche sind fortlaufend mit Nr. I—XX durchnumeriert.

Die Versuche I—VII sind nach der eingegebenen CCl_4-Menge, auf Lebendgewicht berechnet, geordnet und dienen im besonderen der Lösung der Frage, ob und wieweit bei Pferden die Tetrachlorkohlenstoff-Vergiftungserscheinungen mit einem Sinken des Ca-Spiegels im Blut zusammenhängen.

Versuch I.

Versuchspferd. Kennzeichen: Stute, leichtes Wagenpferd, dunkelbraun, Blässenstern, 2 Widerristdruckflecke rechts, über 24 Jahre alt, 1,51 m Stockmaß, Ernährungszustand sehr schlecht, 267 kg.

Eingabe: Am 1. X. 1928 8 Uhr: 40,0 CCl_4 = 0,15 g pro Kilogramm Körpergewicht.

Datum	Uhrzeit	Eingabe	Ca mg%	Durchschnitt mg%	Temp. Grad	Puls	Atemfrequenz	Vergiftungserscheinungen
1928 28. IX.	9	—	11,6 12,0	11,8	38,0	36	12	
	12	—	11,4 12,4	11,9	37,9	38	14	
	15	—	12,0 —	12,0	38,1	38	14	
	18	—	12,0 11,8	11,9	38,2	38	14	
29. IX.	9	—	12,4 11,8	12,1	38,0	40	12	

Versuch I (Fortsetzung).

Datum	Uhrzeit	Eingabe	Ca mg%	Durchschnitt mg%	Temp. Grad	Puls	Atemfrequenz	Vergiftungserscheinungen
1928 29. IX.	12	—	11,8 12,2	12,0	38,0	38	14	
	15	—	12,4 12,4	12,4	38,1	40	14	
	18	—	12,2 11,8	12,0	38,2	40	14	
30. IX.	9	—	11,4 12,4	11,9	38,1	38	14	
	12	—	11,4 12,0	11,7	38,1	40	12	
	15	—	11,8 12,4	12,1	38,2	40	14	
	18	—	12,2 —	12,2	38,2	38	14	
1. X.	9	40,0 CCl_4	11,6 12,0	11,8	38,0	38	12	
	12	—	12,4 12,2	12,3	39,0	42	14	Matt. Umsehen nach dem Leib
	15	—	11,8 11,2	11,5	38,6	38	12	Frißt nicht
	18	—	10,4 11,0	10,7	38,3	40	14	Conjunctiven blaß mit schwachem Gelbschimmer
2. X.	9	—	11,8 11,6	11,7	38,0	40	14	
	12	—	11,2 12,2	11,7	38,1	38	14	Matt, Kot schlecht geballt
	15	—	11,4 11,0	11,2	38,3	40	12	Frißt gut
	18	—	11,2 11,8	11,5	38,3	40	12	Conjunctiven haben Gelbschimmer
3. X.	9	—	11,6 —	11,6	37,9	38	12	Frißt nicht
	12	—	12,8 12,2	12,5	37,9	40	14	Kot breiig
	15	—	12,2 12,2	12,2	38,5	38	14	Frißt sehr wenig
	18	—	12,4 11,4	11,9	38,4	38	14	
4. X.	9	—	12,0 12,0	12,0	38,0	36	12	
	12	—	11,4 12,2	11,8	38,1	38	12	Ohne Befund
	15	—	12,4 12,0	12,2	38,2	40	14	
	18	—	12,0 12,6	12,3	38,2	40	14	Bis 9. X. 1928 beobachtet

Versuchsergebnis.

1. Auf den Tagesdurchschnitt berechnet, betrug der Ca-Spiegel in mg%:

Am 28. IX. 1928	11,90	} Durchschnittlich 12,00	
am 29. IX. 1928	12,12		
am 30. IX. 1928	11,98		
am 1. X. 1928	11,57	= um 3,58% gesenkt	
am 2. X. 1928	11,52	= um 4,0% gesenkt	
am 3. X. 1928	12,05	= in normalen Grenzen	
am 4. X. 1928	12,07	= in normalen Grenzen.	

2. Der tiefste Ca-Spiegelstand war am 1. X. 1928 mit 10,7 mg%.

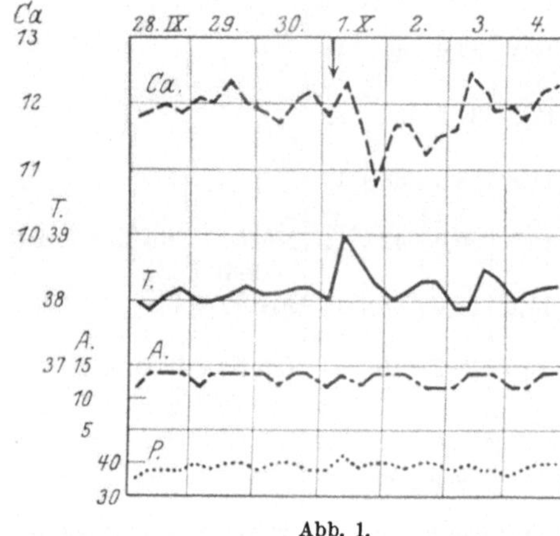

Abb. 1.

3. Die Temperatur stieg am 1. X. 1928 auf 39,0 an und war an den beiden folgenden Tagen übernormal stark schwankend.

4. Der Puls blieb ohne Veränderung.

5. Die Atemfrequenz blieb ohne Veränderung.

6. Die Tage der Appetitlosigkeit betrugen 2.

7. Die sonstigen festgestellten Vergiftungserscheinungen erreichten am 1. und 3. X. 1928 ihren Höhepunkt.

Versuch II.

Versuchspferd. Kennzeichen: Stute, schweres Zugpferd, Braunschimmel, Mähne und Schweif dunkel, hinten links hochgefesselt, 18 Jahre alt, 1,66 m Stockmaß, Ernährungszustand mäßig schlecht, 513 kg.

Eingabe: Am 18. IX. 1928 9 Uhr: 100,0 CCl_4 = 0,19 g pro Kilogramm Körpergewicht.

Datum	Uhrzeit	Eingabe	Ca mg%	Durchschnitt mg%	Temp. Grad	Puls	Atemfrequenz	Vergiftungserscheinungen
1928 13. IX.	9	—	11,6 12,4	12,0	38,0	40	14	
	12	—	11,4 12,2	11,8	37,7	40	12	
	16	—	11,8 11,4	11,6	37,8	38	12	
14. IX.	9	—	12,6 11,4	12,0	38,1	38	12	
	12	—	11,6 11,0	11,3	37,8	40	14	

Versuch II (Fortsetzung).

Datum	Uhrzeit	Eingabe	Ca mg%	Durchschnitt mg%	Temp. Grad	Puls	Atemfrequenz	Vergiftungserscheinungen
1928 14. IX.	16	—	11,2 11,4	11,3	37,8	40	14	
15. IX.	9	—	11,6 —	11,6	38,0	38	12	
	12	—	12,2 12,2	12,2	37,7	36	12	
	14	—	12,2 12,4	12,3	37,7	38	14	
17. IX.	9	—	11,4 12,2	11,8	38,1	38	14	
	12	—	12,2 —	12,2	37,7	40	12	
	16	—	11,6 12,4	12,0	37,8	38	14	
18. IX.	9	100,0 CCl_4	11,2 11,8	11,5	38,0	38	14	Umsehen und Schlagen nach dem Leib
	12	—	10,8 10,4	10,6	37,2	32	12	Frißt nicht, Puls schw., scharrt
	16	—	11,4 11,4	11,4	37,3	32	12	Conjunctiven sind schwach gelblich
19. IX.	9	—	11,0 10,4	10,7	37,7	34	12	Verstärkte Darmgeräusche
	12	—	9,8 10,0	9,9	37,9	34	12	Frißt sehr wenig, Puls schwach
	16	—	11,2 11,4	11,3	37,8	36	12	Conjunctiven sind gelblich
20. IX.	9	—	11,6 12,6	12,1	38,1	40	12	
	12	—	12,0 12,6	12,3	37,6	36	14	Frißt nichts
	16	—	12,1 —	12,1	37,7	36	14	Conjunctiven sind schw. gelblich, blaß
21. IX.	9	—	11,6 11,6	11,6	38,1	40	12	
	12	—	12,4 11,6	12,0	37,7	40	12	
	16	—	12,0 12,6	12,3	37,7	38	14	
22. IX.	9	—	11,6 11,8	11,7	38,1	38	12	
	12	—	11,0 12,6	11,8	37,7	38	12	
	16	—	11,0 11,6	11,3	37,9	40	14	Bis 24. IX. 1928 beobachtet

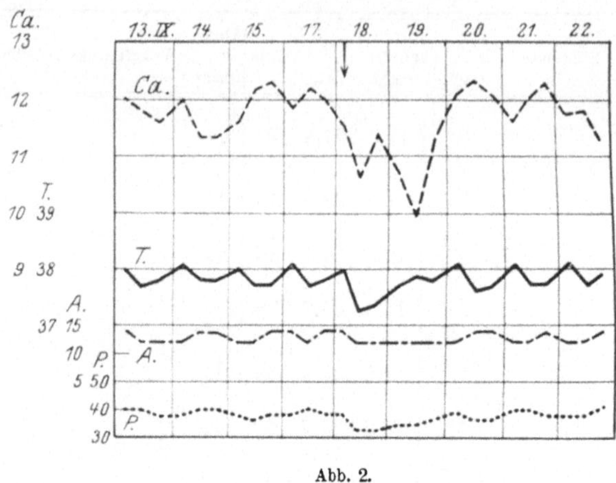

Abb. 2.

Versuchsergebnis.

1. Auf den Tagesdurchschnitt berechnet, betrug der Ca-Spiegel in mg%:

<table>
<tr><td>Am 13. IX. 1928</td><td>11,80</td><td rowspan="4">} = durchschnittlich 11,85</td></tr>
<tr><td>am 14. IX. 1928</td><td>11,53</td></tr>
<tr><td>am 15. IX. 1928</td><td>12,03</td></tr>
<tr><td>am 17. IX. 1928</td><td>12,00</td></tr>
<tr><td>am 18. IX. 1928</td><td>11,17</td><td>= um 5,75% gesenkt</td></tr>
<tr><td>am 19. IX. 1928</td><td>10,63</td><td>= um 10,30% gesenkt</td></tr>
<tr><td>am 20. IX. 1929</td><td>12,17</td><td>= um 2,70% erhöht</td></tr>
<tr><td>am 21. IX. 1928</td><td>11,97</td><td>= in normalen Grenzen</td></tr>
<tr><td>am 22. IX. 1928</td><td>11,60</td><td>= in normalen Grenzen.</td></tr>
</table>

2. Der tiefste Ca-Spiegelstand war am 19. IX. 1928 mit 9,9 mg%.
3. Die Temperatur fiel am 18. IX. 1928 auf 37,2 und war an den beiden folgenden Tagen übernormal schwankend.
4. Die Anzahl der Pulse senkte sich am 18. und 19. IX. bis auf 32.
5. Die Atemfrequenz blieb ohne Veränderung.
6. Die Zahl der appetitlosen Tage betrug 3.
7. Die sonstigen festgestellten Vergiftungserscheinungen waren am 18. IX. am stärksten ausgeprägt.

Versuch III.

Versuchspferd. Kennzeichen: Stute, leichtes Wagenpferd, Kohlrapp, Strichschnippe, Stichelhaar, links erblindet, 3 Gurtenflecke links, hinten beiderseits halb gefesselt, 20—22 Jahre alt, 1,52 m Stockmaß, Ernährungszustand gut, 382 kg.

Eingabe: Am 27. XI. 1928 8 Uhr: 100,0 CCl_4 = 0,26 g pro Kilogramm Körpergewicht.

Datum	Uhrzeit	Eingabe	Ca mg%	Durchschnitt mg%	Temp. Grad	Puls	Atemfrequenz	Vergiftungserscheinungen
1928 23. XI.	10	—	11,0 11,4	11,2	37,7	34	10	
	14	—	11,0 12,0	11,5	37,7	34	10	
	18	—	11,4 12,0	11,7	37,9	34	10	
24. XI.	10	—	11,4 —	11,4	37.7	34	10	
	14	—	11,0 11,4	11,2	37,6	32	10	
	18	—	11,0 11,6	11,3	37,8	34	12	
26. XI.	10	—	11,0 12,0	11,5	37,7	34	10	
	14	—	11,6 11,6	11,6	37,8	34	10	
	18	—	11,4 11,2	11,3	37,9	34	10	
27. XI.	10	100,0 CCl_4	10,8 11,4	11,1	37,8	34	10	
	14	—	11,4 11,4	11,4	37,9	34	10	Frißt nicht, auffallend ruhig, matt
	18	—	11,0 10,6	10,8	38,5	36	10	Vergißt das Kauen, häufiger Kotabsatz
28. XI.	10	—	10,2 10,8	10,5	38,1	32	10	Feuchter Husten, Conjunctiven blaß mit Gelbschimmer
	14	—	11,0 10,6	10,8	38,4	32	10	Frißt nicht, Puls kaum fühlbar
	18	—	10,2 10,2	10,2	38,8	32	10	Etwas benommen, sehr ruhig

Versuch III (Fortsetzung).

Datum	Uhrzeit	Eingabe	Ca mg%	Durchschnitt mg%	Temp. Grad	Puls	Atemfrequenz	Vergiftungserscheinungen
29. XI.	10	—	10,4 10,8	10,6	38,1	30	8	Atem sehr tief und ruhig, läßt den Kopf hängen
	14	—	10,4 9,8	10,1	38,0	30	8	Sensorium etwas getrübt, frißt nicht
	18	—	9,8 10,0	9,9	37,9	30	10	Conjunctiven haben gelbl. Schimmer
30. XI.	10	—	10,2 10,6	10,4	37,7	30	10	Liegt am Tage viel, etwas benommen
	14	—	10,0 11,0	10,5	37,6	32	10	Frißt nicht, Puls schw.
	18	—	10,8 11,0	10,9	37,7	32	10	Conjunctiven haben gelbl. Schimmer
1. XII.	10	—	11,0 11,6	11,3	37,6	34	10	
	14	—	11,5 —	11,5	37.7	34	10	Frißt nicht
	18	—	11,6 11,4	11,5	37,7	34	10	
2. XII.	10	—	11,0 11,4	11,2	37,6	34	10	
	14	—	11,0 11,8	11,4	37,7	34	10	
	18	—	11,8 11,4	11,6	37,8	34	10	Bis 6. XII. 1928 beobachtet

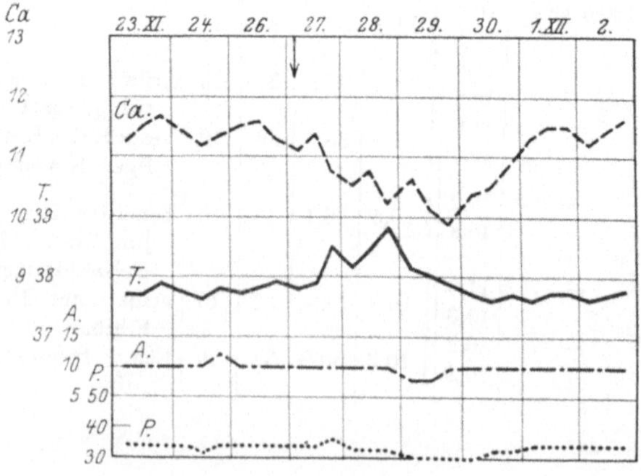

Abb. 8.

Blutkörperchensenkung.

Nach Minuten	23. XI.	24. XI.	26. XI.	27. XI.	28. XI.	29. XI.	30. XI.	1. XII.	2. XII.
5	9,7	9,8	9,6	9,8	9,9	9,7	9,8	9,9	9,6
10	9,0	9,3	8,8	9,3	9,5	9,0	9,2	9,5	9,1
15	8,2	8,7	8,0	8,6	8,7	7,9	8,2	8,6	8,3
20	7,4	8,0	7,3	7,9	7,8	6,9	7,4	7,8	7,5
25	6,6	7,3	6,5	7,2	6,8	6,1	6,5	7,1	6,8
30	5,9	6,6	5,8	6,7	6,1	5,2	5,8	6,4	6,2
35	5,2	6,1	5,1	6,1	5,5	4,7	5,2	5,7	5,6
40	4,7	5,5	4,5	5,6	5,0	4,1	4,6	5,1	5,0
45	4,2	5,1	4,0	5,2	4,4	3,7	4,1	4,6	4,5
24 Std.	2,8	2,8	2,8	2,6	2,5	2,4	2,5	2,6	2,5
Durchschnitt	6,37	6,92	6,24	6,90	6,62	5,97	6,33	6,73	6,51

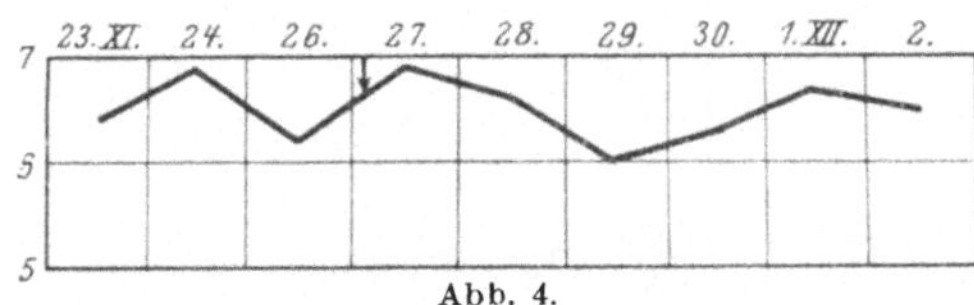

Abb. 4.

Versuchsergebnis.

1. Auf den Tagesdurchschnitt berechnet, betrug der Ca-Spiegel in mg%:

Am 23. XI. 1928 11,43 }
am 24. XI. 1928 11,30 } = durchschnittlich 11,40
am 26. XI. 1928 11,47 }
am 27. XI. 1928 11,10 = um 2,63% gesenkt
am 28. XI. 1928 10,50 = um 7,89% gesenkt
am 29. XI. 1928 10,20 = um 10,53% gesenkt
am 30. XI. 1928 10,60 = um 7,02% gesenkt
am 1. XII. 1928 11,47 = in normalen Grenzen
am 2. XII. 1928 11,40 = in normalen Grenzen.

2. Der tiefste Ca-Spiegelstand war am 29. XI. 1928 mit 9,9 mg%.

3. Die Temperatur stieg am 27. XI. 1928 auf 38,5, am 28. XI. 1928 auf 38,8 und war am 29. XI. 1928 noch übernormal hoch.

4. Die Anzahl der Pulse war nach einem Anstieg am 27. XI. auf 36, am 28., 29. und 30. XI. bis auf 30 erniedrigt.

5. Die Zahl der Atemzüge sank am 29. XI. auf 8.

6. Die Zahl der appetitlosen Tage betrug 5.

7. Die sonstigen festgestellten Vergiftungserscheinungen zeigten sich vom 27. bis 30. XI. gleichbleibend stark.

8. Die Senkungsgeschwindigkeit der Blutkörperchen hielt sich nach CCl_4-Eingabe in denselben Grenzen wie vorher, dagegen war das Endsediment nach Eingabe verkleinert.

Versuch IV.

Versuchspferd. Kennzeichen: Stute, mittlerer Landschlag, lichtbraun, Spitzstern, links 1, rechts 2 Sattellagendruckflecke, hinten links unregelmäßig halb gefesselt, 16—18 Jahre alt, 1,58 m Stockmaß, Ernährungszustand mäßig schlecht, 452 kg.

Eingabe: Am 12. XI. 1928 10 Uhr: 120,0 CCl_4 = 0,26 g pro Kilogramm Körpergewicht.

Datum	Uhrzeit	Eingabe	Ca mg%	Durchschnitt mg%	Temp. Grad	Puls	Atemfrequenz	Vergiftungserscheinungen
1928 7. XI.	10	—	11,4 10,8	11,1	37,7	34	10	
	14	—	11,0 11,8	11,4	37,6	32	10	
	18	—	11,6 11,6	11,6	37,7	32	10	
8. XI.	10	—	11,0 11,6	11,3	37,6	32	10	
	14	—	12,2 12,4	12,3	37,7	32	10	
	18	—	11,0 11,8	11,4	37,8	34	10	
9. XI.	10	—	12,0 12,2	12,1	37,7	32	10	
	14	—	11,3 —	11,3	37,9	32	10	
	18	—	12,0 12,0	12,0	37,8	32	10	
12. XI.	10	120,0 CCl_4	11,0 11,4	11,2	37,8	34	10	
	14	—	11,2 10,6	10,9	38,5	34	10	Kot wässerig, stinkend
	18	—	11,2 11,6	11,4	39,0	44	12	Frißt nicht, Puls schw., Sägebockstellung, dehnt Hals u. Hinterbeine, liegt viel
13. XI.	10	—	10,4 10,2	10,3	38,2	30	10	Frißt nicht, Sensorium stark benommen, senkt den Kopf
	14	—	10,7 —	10,7	38,2	30	10	Liegt viel mit gedehntem Hals, häufiger Kotabsatz
	18	—	11,6 11,2	11,4	38,3	32	12	Matter, schwankender Gang, Conjunctiven sind gelblich

Versuch IV (Fortsetzung).

Datum	Uhrzeit	Eingabe	Ca mg%	Durchschnitt mg%	Temp. Grad	Puls	Atemfrequenz	Vergiftungserscheinungen
1928 14. XI.	10	—	10,4 11,2	10,8	37,9	32	12	Sehr ruhig, Atmung oberflächlich
	14	—	11,0 11,2	11,1	37,9	32	12	Kot weich geballt, mit Schleim überzogen
	18	—	11,0 11,6	11,3	38,0	32	10	Conjunctiven haben gelbl. Schimmer
15. XI.	10	—	10,8 11,0	10,9	37,9	32	10	
	14	—	11,8 11,0	11,4	37,8	30	10	Ohne Befund
	18	—	10,8 11,6	11,2	37,8	32	10	
16. XI.	10	—	11,0 12,0	11,5	37,7	32	10	
	14	—	11,4 11,8	11,6	37,8	32	10	
	18	—	11,0 11,0	11,0	37,9	32	10	
17. XI.	10	—	11,2 11,4	11,3	37,7	32	10	
	14	—	11,4 12,0	11,7	37,7	32	10	
	18	—	11,6 11,0	11,3	37,8	32	10	Bis 24. XI. 1928 beobachtet

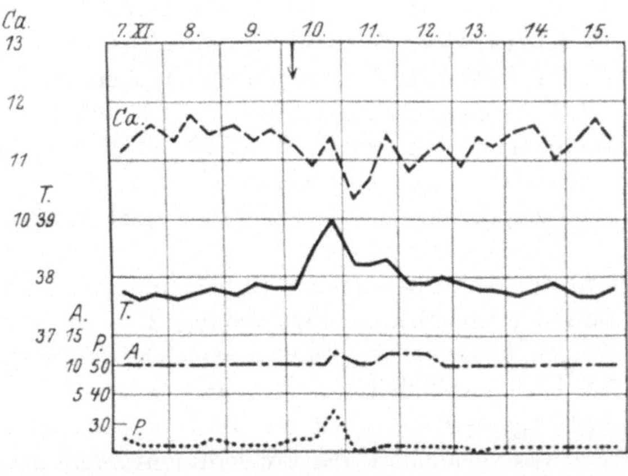

Abb. 5.

Blutkörperchensenkung.

Nach Minuten	7. XI.	8. XI.	9. XI.	12. XI.	13. XI.	14. XI.	15. XI.	16. XI.	17. XI.
5	9,9	9,0	9,5	9,9	9,8	9,8	9,8	9,8	9,7
10	9,1	7,9	8,5	9,7	8,9	9,1	9,1	9,1	8,7
15	8,0	6,7	7,2	8,8	7,8	8,0	8,1	7,9	7,3
20	6,8	5,8	6,3	7,4	6,7	6,8	7,2	6,8	6,4
25	5,9	4,8	5,3	5,9	5,6	5,9	6,3	5,7	5,3
30	5,0	4,3	4,7	5,0	4,8	5,0	5,6	4,8	4,7
35	4,3	3,9	4,3	4,2	4,3	4,3	5,0	4,2	4,3
40	3,8	3,6	4,0	4,0	3,9	3,8	4,5	3,8	4,0
45	3,5	3,4	3,7	3,7	3,6	3,5	4,1	3,5	3,7
24 Std.	2,4	2,6	2,7	2,5	2,6	2,4	2,4	2,6	2,6
Durchschnitt	5,87	5,20	5,62	6,11	5,80	5,86	6,21	5,82	5,67

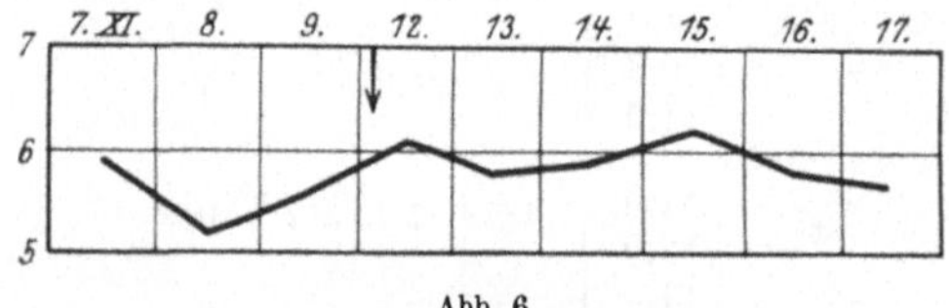

Abb. 6.

Versuchsergebnis.

1. Auf den Tagesdurchschnitt berechnet, betrug der Ca-Spiegel in mg%:

Am 7. XI. 1928 11,37 }
am 8. XI. 1928 11,50 } = durchschnittlich 11,45
am 9. XI. 1928 11,47 }
am 12. XI. 1928 11,17 = um 2,44% gesenkt
am 13. XI. 1928 10,80 = um 5,61% gesenkt
am 14. XI. 1928 11,10 = um 3,06% gesenkt
am 15. XI. 1928 11,17 = um 2,44% gesenkt
am 16. XI. 1928 11,37 = in normalen Grenzen
am 17. XI. 1928 11,43 = in normalen Grenzen.

2. Der tiefste Ca-Spiegelstand war am 13. XI. 1928 mit 10,3 mg%.

3. Die Temperatur stieg am 12. XI. 1928 auf 39,0 an und war an den beiden folgenden Tagen noch erhöht.

4. Der Puls zeigte am 12. XI. 1928 einen zahlenmäßigen Anstieg auf 44.

5. Die Zahl der Atemzüge war am 12, 13. und 14. XI. 1928 erhöht.

6. Die Zahl der appetitlosen Tage betrug 2.

7. Die übrigen festgestellten Vergiftungserscheinungen hielten vom 12. bis 14. XI. 1928 gleichbleibend stark an.

8. Die Senkungsgeschwindigkeit der Blutkörperchen war nach der CCl_4-Eingabe etwas vermindert; das Endsediment zeigte durch die Eingabe keine Veränderung.

Versuch V.

Versuchspferd. Kennzeichen: Stute, leichtes Wagenpferd, dunkelbraun, Blässenstern, 2 Widerristdruckflecke rechts, über 24 Jahre alt, 1,51 m Stockmaß, Ernährungszustand sehr schlecht, 267 kg.

Eingabe: Am 8. X. 1928 8 Uhr: 80,0 CCl_4 = 0,30 g pro Kilogramm Körpergewicht.

Datum	Uhrzeit	Eingabe	Ca mg%	Durchschnitt mg%	Temp. Grad	Puls	Atemfrequenz	Vergiftungserscheinungen
1928 28. IX.	9	—	11,6 12,0	11,8	38,0	36	12	
	12	—	11,4 12,4	11,9	37,9	38	14	
	15	—	12,0 —	12,0	38,1	38	14	
	18	—	12,0 11,8	11,9	38,2	38	14	
29. IX.	9	—	12,4 11,8	12,1	38,0	40	12	
	12	—	11,8 12,2	12,0	38,0	38	14	
	15	—	12,4 12,4	12,4	38,1	40	14	
	18	—	12,2 11,8	12,0	38,2	40	14	
30. IX.	9	—	11,4 12,4	11,9	38,1	38	14	
	12	—	11,4 12,0	11,7	38,1	40	12	
	15	—	11,8 12,4	12,1	38,2	40	14	
	18	—	12,2 —	12,2	38,2	38	14	
8. X.	9	80,0 CCl_4	12,4 12,0	12,2	37,8	36	14	
	12	—	12,2 12,2	12,2	37,8	38	12	Conjunctiven blaß. Sehr apathisch, matt
	15	—	12,0 12,6	12,3	38,0	38	12	Frißt nicht, Sägebockstellung, läßt den Kopf hängen
	18	—	12,0 11,6	11,8	37,7	36	10	Conjunctiven porzellanfarben mit gelblichem Schimmer
9. X.	9	—	12,4 12,8	12,6	38,1	36	10	
	12	—	11,4 12,4	11,9	38,3	32	10	Frißt sehr wenig, Puls stark klopfend
	15	—	12,0 12,2	12,1	38,2	38	12	Apathisch
	18	—	10,4 11,0	10,7	38,4	38	14	

Versuch V (Fortsetzung).

Datum	Uhr-zeit	Eingabe	Ca mg%	Durch-schnitt mg%	Temp. Grad	Puls	Atem-fre-quenz	Vergiftungserscheinungen
1928 10. X.	9	—	10,2 10,4	10,3	40,0	52	36	Frißt nicht, Puls stark klopfend, Atmung heftig und angestrengt. Stöhnt viel. Umsehen nach dem Leib. Sehr matt, im Gang schwankend. Kot weich geballt, Afteratmen. Conjunctiven injiziert, gelblich. Glucksende Darmgeräusche
	12	—	11,2 11,6	11,4	40,2	64	40	
	15	—	11,2 12,4	11,8	40,1	52	30	
	18	—	11,2 11,4	11,3	40,0	60	22	
11. X.	9	—	11,6 11,8	11,7	39,9	66	22	Sehr unruhig, scharrt u. stampft. Kot weich geballt mit Schleimüberzug. Gang sehr schwankend. Frißt fast gar nichts. Conjunctiven injiziert u. gelblich. Sporadern treten fingerdick hervor. In der Flankengegend beiderseits hat sich ein zweifaustgroßes, heißes, schmerzhaftes, Fingereindrükke annehmendes Ödem gebildet. Puls klopfd.
	12	—	11,6 12,2	11,9	40,2	58	26	
	15	—	11,6 11,6	11,6	40,1	64	30	
	18	—	11,8 —	11,8	39,5	64	24	
12. X.	9	—	12,0 12,2	12,1	39,4	60	24	Ruhig, matt, Icterus. Frißt halbe Ration. Ödem über Euter bis zur Schenkelspalte u. bis zur Vorbrust ausgedehnt. Dicke etwa 30 cm
	12	—	11,6 12,4	12,0	39,7	54	26	
	15	—	12,2 12,8	12,5	39,9	60	32	
	18	—	11,4 12,2	11,8	39,8	58	24	
15. X.	9	—	11,6 12,2	11,9	38,4	42	16	Ohne Befund
	12	—	12,0 —	12,0	38,4	42	14	Ödem weniger heiß und schmerzhaft. Es geht ab 16. X. langsam zurück und ist am 22. X. fort
	15	—	11,4 12,2	11,8	38,7	44	14	
	18	—	11,6 12,0	11,8	38,6	42	12	Bis 22. X. 1928 beobachtet

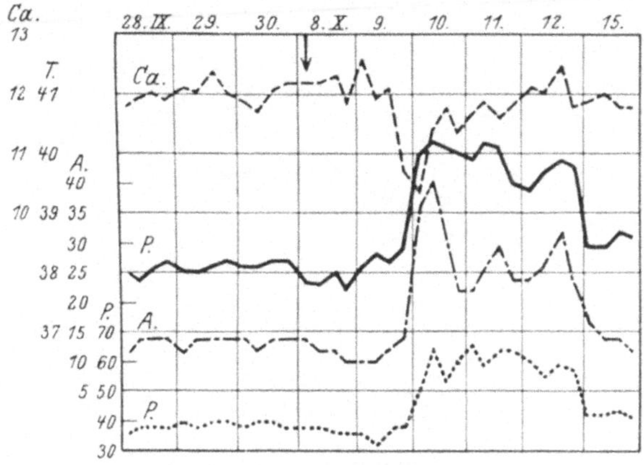

Abb. 7.

Blutkörperchensenkung.

Nach Minuten	8. X.				9. X.				10. X.			
	9 Uhr	12 Uhr	15 Uhr	18 Uhr	9 Uhr	12 Uhr	15 Uhr	18 Uhr	9 Uhr	12 Uhr	15 Uhr	18 Uhr
5	9,8	9,9	9,6	9,6	9,9	9,2	9,9	9,2	9,9	9,9	9,7	9,7
10	9,0	9,4	8,7	8,0	9,4	7,6	9,3	7,5	8,9	9,1	9,0	9,0
15	7,6	7,7	7,4	6,2	8,1	6,1	8,0	6,1	7,7	7,8	8,2	7,7
20	6,2	6,0	5,9	4,8	6,7	4,9	6,7	4,9	6,4	6,6	7,2	6,7
25	4,9	4,7	4,7	3,8	5,4	4,0	5,5	4,0	5,2	5,6	6,4	5,8
30	4,1	3,9	3,9	3,4	4,4	3,5	4,6	3,5	4,2	4,7	5,7	5,1
35	3,5	3,4	3,4	3,3	3,7	3,3	3,9	3,3	3,7	4,1	5,1	4,5
40	3,2	3,3	3,2	3,2	3,4	3,2	3,5	3,2	3,4	3,7	4,5	4,0
45	3,0	3,2	3,1	3,2	3,2	3,2	3,3	3,1	3,3	3,5	4,1	3,7
2 Std.	2,6	2,8	2,7	2,9	2,9	2,9	3,0	2,9	2,9	3,2	3,2	3,3
Durchschnitt	5,39	5,43	5,26	4,84	5,71	4,79	5,77	4,77	5,56	5,82	6,31	5,95
Desgl.	5,23				5,26				5,91			

Nach Minuten	11. X.				12. X.				15. X.			
	9 Uhr	12 Uhr	15 Uhr	18 Uhr	9 Uhr	12 Uhr	15 Uhr	18 Uhr	9 Uhr	10 Uhr	15 Uhr	18 Uhr
5	10,0	9,5	9,9	10,0	9,9	9,7	9,8	9,8	9,9	9,4	9,8	10,0
10	9,9	8,4	9,5	9,9	9,4	8,5	9,0	9,2	9,5	8,2	9,2	9,4
15	9,6	7,2	8,6	9,0	8,4	7,1	7,8	8,1	8,5	6,7	7,9	8,0
20	8,6	6,1	7,3	7,5	7,2	6,0	6,9	7,0	7,4	5,6	6,9	6,3
25	7,7	5,3	6,4	6,4	6,1	5,0	6,1	6,0	6,2	4,7	5,9	5,1
30	6,7	4,6	5,5	5,4	5,2	4,4	5,3	5,3	5,3	4,0	5,0	4,3
35	5,9	4,1	4,7	4,6	4,6	4,0	4,6	4,6	4,5	3,7	4,3	3,9
40	5,3	3,8	4,3	4,1	4,2	3,9	4,1	4,1	4,0	3,6	3,8	3,7
45	4,7	3,7	4,0	4,0	3,9	3,8	3,8	3,8	3,6	3,5	3,6	3,5
2 Std.	3,3	3,3	3,2	3,4	3,4	3,5	3,4	3,4	3,1	3,2	3,1	3,1
Durchschnitt	7,17	5,60	6,34	6,43	6,23	5,59	6,08	6,13	6,20	5,26	5,95	5,73
Desgl.	6,38				6,00				5,78			

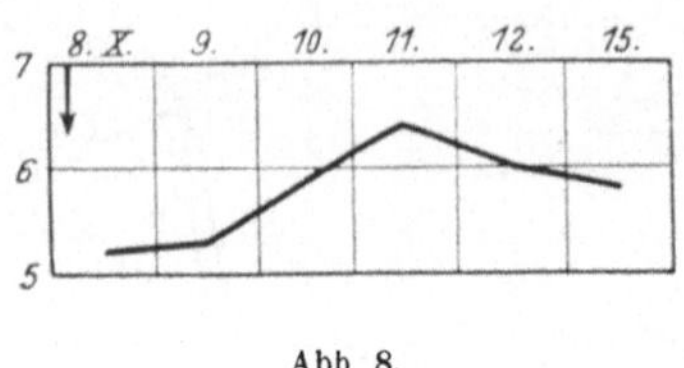

Abb. 8.

Versuchsergebnis.

1. Auf den Tagesdurchschnitt berechnet, betrug der Ca-Spiegel in mg%:

Am 28. IX. 1928	11,90	= durchschnittlich 12,00
am 29. IX. 1928	12,12	
am 30. IX. 1928	11,98	
am 8. X. 1928	12,12	= in normalen Grenzen
am 9. X. 1928	11,82	= um 1,50% gesenkt
am 10. X. 1928	11,20	= um 6,67% gesenkt
am 11. X. 1928	11,75	= um 2,08% gesenkt
am 12. X. 1928	12,10	= in normalen Grenzen
am 15. X. 1928	11,87	= um 1,08% gesenkt.

2. Der tiefste Ca-Spiegelstand war am 10. X. 1928 mit 10,3 mg%.

3. Die Temperatur stieg nach einer geringen Erniedrigung am 8. X. 1928 im Laufe des 9. und 10. X. auf 40,2 an, hielt sich während der beiden folgenden Tage auf dieser Höhe und war am 15. X. noch übernormal hoch.

4. Der Puls senkte sich am 9. X. 1928 auf 32, um am 10. X. auf 64 anzusteigen, auf welcher Höhe er sich unter Schwankungen bis zum 12. X. hielt. Am 15. X. war er noch nicht zur Norm zurückgekehrt.

5. Die Zahl der Atemzüge ging am 8. und 9. X. auf 10 zurück und erreichte am 10. X. ihren Höhepunkt mit 40. Am 11. und 12. X. war sie noch stark erhöht.

6. Die Zahl der appetitlosen Tage betrug 4.

7. Die übrigen festgestellten Erscheinungen von Vergiftungen zeigten sich am 10. und 11. X. am stärksten.

8. Die Senkungsgeschwindigkeit der Blutkörperchen war nach der CCl_4-Eingabe deutlich verringert, desgleichen zeigte das Endsediment eine wesentliche Vergrößerung.

Versuch VI.

Versuchspferd. Kennzeichen: Wallach, mittleres Wagenpferd, braun, Stichelhaare auf Nase und Stirn, Sternchen, rechts und links je 3 Satteldruckflecke, hinten links hochgefesselt, über 24 Jahre alt, 1,57 m Stockmaß, Ernährungszustand mäßig schlecht, 382 kg.

Eingabe: Am 23. X. 1928 8 Uhr: 120,0 CCl_4 = 0,32 g pro Kilogramm Körpergewicht.

Datum	Uhrzeit	Eingabe	Ca mg%	Durchschnitt mg%	Temp. Grad	Puls	Atemfrequenz	Vergiftungserscheinungen
1928 18. X.	9	—	10,6 11,4	11,0	37,7	34	10	
	12	—	11,4 11,6	11,5	37,7	32	10	
	16	—	10,8 11,4	11,1	37,9	32	10	
19. X.	9	—	11,6 11,0	11,3	37,7	32	10	
	12	—	11,4 —	11,4	37,7	32	10	
	16	—	11,6 12,0	11,8	37,8	34	10	
22. X.	9	—	11,6 12,0	11,8	37,8	34	12	
	12	—	11,6 12,2	11,9	37,8	34	10	
	16	—	11,8 11,0	11,4	37,9	32	10	
23. X.	9	120,0 CCl_4	11,2 11,8	11,5	37,5	32	10	
	12	—	11,2 11,2	11,2	38,1	32	20	Frißt nichts, stöhnt, sieht sich viel um.
	16	—	11,2 11,6	11,4	38,6	36	12	Unruhig, häufiger Kotabsatz. Conjunctiven blaß
24. X.	9	—	11,2 10,6	10,9	38,4	34	12	
	12	—	10,2 9,8	10,0	38,3	34	12	Ohne Befund
	16	—	9,2 10,0	9,6	38,4	32	12	
25. X.	9	—	10,0 7,6	8,8	38,4	32	18	Conjunctiven blaß mit gelbl. Schimmer
	12	—	10,4 9,8	10,1	38,3	32	18	Kot weich geballt
	16	—	10,4 10,8	10,6	38,6	32	18	Atmung stoßweise

Versuch VI (Fortsetzung).

Datum	Uhrzeit	Eingabe	Ca mg%	Durchschnitt mg%	Temp. Grad	Puls	Atemfrequenz	Vergiftungserscheinungen
26. X.	9	—	8,0 8,6	8,3	40,6	50	36	Frißt und säuft nichts. Matt, etwas apathisch
	12	—	9,8 10,8	10,3	39,9	44	36	Im Gang schwankend. Atmung tief und prustend, verstärkt vesiculär. Perkussion schmerzhaft. Öfters feuchter, matter Husten. Conjunctiven haben gelbl. Schimmer
	16	—	10,6 11,0	10,8	39,0	36	40	
27. X.	9	—	11,6 12,2	11,9	37,5	32	16	
	12	—	11,4 —	11,4	37,4	32	16	Ohne Befund
	16	—	11,6 11,8	11,7	37,9	30	16	
29. X.	9	—	11,2 11,6	11,4	37,7	32	10	
	12	—	11,0 —	11,0	37,6	32	12	
	16	—	12,0 11,2	11,6	37,7	32	12	
30. X.	9	—	11,0 11,2	11,1	37,6	32	12	
	12	—	11,2 12,0	11,6	37,7	32	10	
	16	—	11,0 11,4	11,2	37,8	32	12	
5. XI.	9	—	11,6 12,0	11,8	37,5	34	10	
	12	—	—					
	16	—	11,6 11,2	11,4	37,7	32	10	Bis 6. XI. 1928 beobachtet

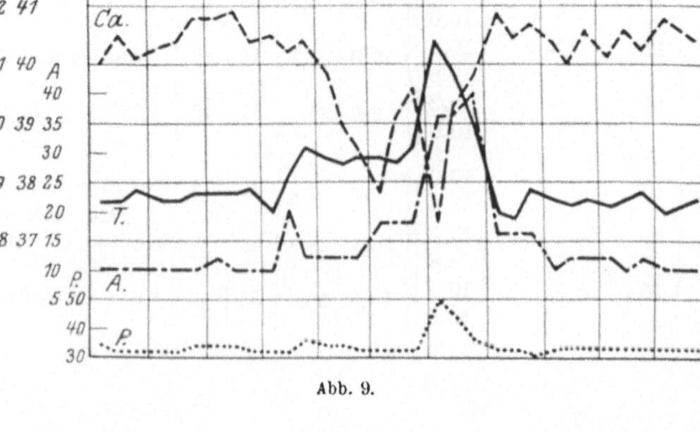

Abb. 9.

Blutkörperchensenkung.

Nach Minuten	18. X.			19. X.			22. X.		
	9 Uhr	12 Uhr	16 Uhr	9 Uhr	12 Uhr	16 Uhr	9 Uhr	12 Uhr	16 Uhr
5	9,9	9,5	9,4	9,6	9,9	9,9	9,4	9,9	9,5
10	9,2	8,1	8,2	8,4	9,0	9,2	8,3	9,0	8,3
15	7,7	6,5	6,8	6,6	8,0	7,6	7,2	7,8	6,7
20	6,4	5,3	5,6	5,2	6,7	6,1	6,1	6,6	5,3
25	5,2	4,2	4,5	4,2	5,7	4,9	5,0	5,6	4,2
30	4,2	3,5	3,8	3,5	4,8	4,0	4,2	4,5	3,6
35	3,5	3,2	3,3	3,3	4,0	3,6	3,7	3,8	3,2
40	3,3	3,1	3,1	3,2	3,5	3,4	3,5	3,3	3,1
45	3,2	3,0	3,0	3,1	3,3	3,3	3,3	3,2	3,0
2 Std.	2,8	2,8	2,8	2,8	2,8	2,8	2,8	2,8	2,8
Durchschn.	5,54	4,92	5,05	4,99	5,77	5,48	5,35	5,65	4,97
Durchschn.		5,17			5,41			5,32	

Nach Minuten	23. X.			24. X.			25. X.		
	9 Uhr	12 Uhr	16 Uhr	9 Uhr	12 Uhr	16 Uhr	9 Uhr	12 Uhr	16 Uhr
5	9,9	9,9	9,8	10,0	10,0	9,9	9,9	10,0	9,8
10	9,6	9,7	8,8	9,8	9,7	9,3	9,6	9,4	9,1
15	8,9	9,1	7,9	9,0	8,9	8,2	8,8	8,5	8,3
20	8,1	8,1	7,0	8,1	7,5	7,2	8,0	7,6	7,5
25	7,2	7,2	6,1	7,2	6,5	6,3	7,2	6,7	6,7
30	6,5	6,3	5,3	6,4	5,5	5,4	6,5	5,9	6,1
35	5,8	5,6	4,6	5,7	4,6	4,8	5,8	5,2	5,6
40	5,2	4,8	4,1	5,0	4,0	4,1	5,2	4,4	5,1
45	4,7	4,3	3,7	4,4	3,6	3,7	4,7	4,1	4,7
2 Std.	3,5	3,2	3,4	3,2	3,3	3,3	3,5	3,4	3,5
Durchschn.	6,94	6,82	6,07	6,88	6,36	6,22	6,92	6,52	6,64
Durchschn.		6,61			6,49			6,69	

Nach Minuten	26. X.			27. X.			29. X.		
	9 Uhr	12 Uhr	16 Uhr	9 Uhr	12 Uhr	16 Uhr	9 Uhr	12 Uhr	16 Uhr
5	9,9	10,0	9,7	9,8	9,7	10,0	9,8	9,9	9,8
10	9,5	9,8	9,0	9,2	9,1	9,8	9,2	9,7	9,3
15	8,7	9,2	8,1	8,3	8,2	9,2	8,4	9,2	8,6
20	7,9	8,4	7,3	7,4	7,4	8,2	7,5	8,4	7,8
25	7,2	7,6	6,6	6,7	6,6	7,4	6,8	7,8	7,1
30	6,5	6,8	6,0	5,9	6,0	6,6	6,1	7,1	6,4
35	5,9	6,1	5,4	5,3	5,4	5,8	5,6	6,5	5,9
40	5,4	5,5	4,9	4,7	4,9	5,2	5,0	6,1	5,4
45	4,9	4,9	4,5	4,2	4,4	4,6	4,5	5,6	5,0
2 Std.	3,4	3,3	3,2	3,2	3,5	3,3	3,3	3,5	3,4
Durchschn.	6,93	7,16	6,47	6,47	6,52	7,01	6,62	7,38	6,87
Durchschn.		6,85			6,67			6,96	

Blutkörperchensenkung.

Nach Minuten	30. X.			5. XI.		
	9 Uhr	12 Uhr	16 Uhr	9 Uhr	12 Uhr	16 Uhr
5	10,0	9,7	9,9	9,8	9,9	9,9
10	9,8	9,0	9,5	9,3	9,9	9,7
15	9,4	8,1	8,8	8,6	9,6	9,0
20	8,6	7,3	8,1	7,9	8,8	8,3
25	8,0	6,5	7,3	7,3	8,1	7,8
30	7,4	5,9	6,7	6,7	7,5	7,3
35	6,9	5,2	6,2	6,1	6,9	6,7
40	6,4	4,7	5,6	5,6	6,4	6,0
45	5,9	4,3	5,2	5,2	5,9	5,6
2 Std.	3,4	3,5	3,4	3,5	3,5	3,6
Durchschn.	7,58	6,42	7,07	7,00	7,65	7,39
Durchschn.		7,02			7,35	

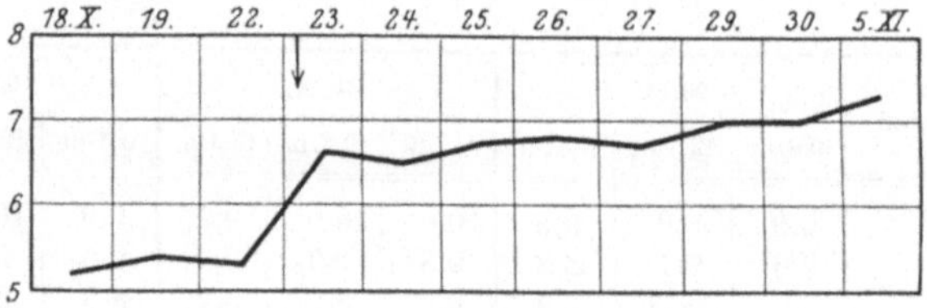

Abb. 10.

Versuchsergebnis.

1. Auf den Tagesdurchschnitt berechnet, betrug der Ca-Spiegel in mg %:

Am 18. X. 1928 11,20 }
am 19. X. 1928 11,50 } = durchschnittlich 11,47
am 22. X. 1928 11,70 }
am 23. X. 1928 11,37 = in normalen Grenzen
am 24. X. 1928 10,17 = um 11,33% gesenkt
am 25. X. 1928 9,83 = um 14,30% gesenkt
am 26. X. 1928 9,80 = um 14,56% gesenkt
am 27. X. 1928 11,70 = in normalen Grenzen
am 29. X. 1928 11,30 = in normalen Grenzen
am 30. X. 1928 11,30 = in normalen Grenzen
am 5. XI. 1928 11,60 = in normalen Grenzen.

2. Der tiefste Ca-Spiegelstand war am 26. X. 1928 mit 8,3 mg%.

3. Die Temperatur stieg vom 23. X. bis zum 26. X. auf 40,4, während sie sich ab 27. X. wieder in normalen Grenzen bewegte.

4. Der Puls stieg am 26. X. plötzlich auf 50. Am 27. X. war er zur Norm zurückgekehrt.

5. Die Zahl der Atemzüge stieg am 23. X. auf 20 an, war am 24. und 25. X. etwas erhöht, um am 26. X. auf 40 zu steigen.

6. Die Zahl der appetitlosen Tage betrug 2.

7. Die sonstigen festgestellten Vergiftungserscheinungen zeigten sich am 23., 25. und 26. X. gleichmäßig, wenig stark hervortretend.

8. Die Senkungsgeschwindigkeit der Blutkörperchen wurde durch die CCl_4-Eingabe wesentlich vermindert; das Endsediment erfuhr eine deutliche Vergrößerung.

Versuch VII.

Versuchspferd. Kennzeichen: Wallach, schweres Wagenpferd, dunkelbraun, Milchmaul, Stichelhaare auf der Stirn, Blume, graue Mähne, 20—21 Jahre alt, 1,51 m Stockmaß, Ernährungszustand gut, 450 kg.

Eingabe: Am 3. II. 1929 8 Uhr: 150,0 CCl_4 = 0,33 g pro Kilogramm Körpergew.

Datum	Uhrzeit	Eingabe	Ca mg%	Durchschnitt mg%	Temp. Grad	Puls	Atemfrequenz	Vergiftungserscheinungen
1929 31. I.	10	—	11,8 11,8	11,8	37,8	38	14	
	14	—	11,6 12,4	12,0	37,9	40	12	
	18	—	12,2 12,4	12,3	38,0	40	12	
1. II.	10	—	11,8 12,4	12,1	37,8	40	12	
	14	—	12,0 12,2	12,1	37,9	38	12	
	18	—	12,2 12,8	12,5	37,9	40	12	
2. II.	10	—	12,4 12,2	12,3	37,8	40	12	
	14	—	11,4 12,4	11,9	38,0	40	14	
	18	—	12,0 12,4	12,2	38,0	40	14	
3. II.	10	150,0 CCl_4	11,8 —	11,8	37,7	40	14	
	14	—	10,6 11,4	11,0	38,1	44	12	Frißt halbe Ration. Scharrt etwas
	18	—	11,0 11,2	11,1	38,9	40	8	Apathisch, Atmung tief, Puls klopfend
4. II.	10	—	10,2 11,0	10,6	37,5	36	10	Frißt nichts. Verstärkte Darmgeräusche, häufiger Kotabsatz. Vermehrter Durst
	14	—	10,6 —	10,6	37,7	36	8	
	18	—	10,2 10,8	10,5	38,0	36	10	Maul- u. Nasenschleimhaut blaß. Conjunctiven porzellanfarben
5. II.	10	—	10,8 11,0	10,9	37,7	40	12	Frißt sehr wenig, liegt viel, läßt den Kopf hängen, häufiger Kotabsatz. Kot weich geballt. Atmung tief, Conjunctiven haben gelbl. Schimmer
	14	—	11,2 11,2	11,2	38,2	40	12	
	18	—	10,8 11,4	11,1	38,7	44	12	

Versuch VII (Fortsetzung).

Datum	Uhrzeit	Eingabe	Ca mg%	Durchschnitt mg%	Temp, Grad	Puls	Atemfrequenz	Vergiftungserscheinungen
1929 6. II.	10	—	11,8 11,4	11,6	37,5	36	12	Kot weich geballt
	14	—	10,6 11,0	10,8	37,9	40	12	Conjunctiven blaß und gelblich. Sehr ruhig
	18	—	10,4 11,0	10,7	38,0	40	12	
7. II.	10	—	10,8 11,0	10,9	37,8	38	12	
	14	—	11,6 10,6	11,1	37,9	40	14	Ohne Befund
	18	—	11,4 11,2	11,3	37,9	40	14	
8. II.	10	—	11,0 11,4	11,2	37,9	38	12	
	14	—	12,2 11,4	11,8	37,8	38	12	
	18	—	11,4 11,6	11,5	37,9	40	12	
9. II.	10	—	12,0 12,0	12,0	37,7	40	12	
	14	—	12,2 —	12,2	37,7	38	14	
	18	—	12,0 12,6	12,3	37,9	40	14	
11. II.	10	—	12,4 12,2	12,3	37,8	38	12	
	14	—	11,8 12,2	12,0	37,9	40	12	
	18	—	11,6 12,2	11,9	38,0	40	14	Bis 15. II. 1929 beobachtet

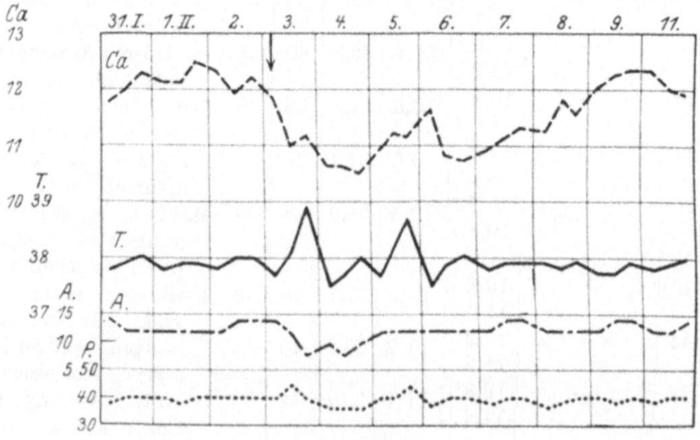

Abb. 11.

Blutkörperchensenkung.

Nach Minuten	1. II.	2. II.	3. II.	4. II.	5. II.	6. II.	7. II.	8. II.	9. II.
5	9,9	9,6	9,4	9,6	9,7	9,9	9,6	9,9	9,7
10	9,4	8,9	8,4	8,8	8,7	9,5	8,8	9,2	9,0
15	8,4	8,0	7,3	7,8	7,0	8,7	7,9	8,2	8,0
20	7,2	7,1	6,5	6,8	5,8	7,8	7,0	7,2	7,2
25	6,2	6,3	5,6	5,9	4,8	6,8	6,1	6,2	6,3
30	5,2	5,6	4,9	5,2	4,0	6,0	5,4	5,5	5,6
35	4,5	5,1	4,3	4,5	3,5	5,3	4,8	4,8	4,9
40	4,0	4,6	3,8	4,0	3,3	4,8	4,3	4,2	4,4
45	3,7	4,2	3,4	3,6	3,2	4,3	3,9	3,8	3,9
24 Std.	2,7	2,7	2,5	2,6	2,6	2,9	2,9	2,8	2,8
Durchschnitt	6,12	6,21	5,61	5,88	5,26	6,60	6,07	6,18	6,18

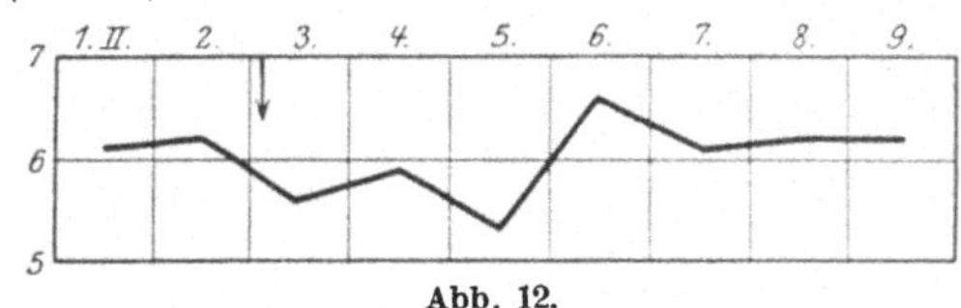

Abb. 12.

Versuchsergebnis.

1. Auf den Tagesdurchschnitt berechnet, betrug der Ca-Spiegel in mg %:

Am	31. I. 1929	12,03	= durchschnittlich 12,13
am	1. II. 1929	12,23	
am	2. II. 1929	12,13	
am	3. II. 1929	11,30	= um 6,84% gesenkt
am	4. II. 1928	10,57	= um 12,86% gesenkt
am	5. II. 1929	11,07	= um 8,74% gesenkt
am	6. II. 1929	11,03	= um 9,07% gesenkt
am	7. II. 1929	11,10	= um 8,49% gesenkt
am	8. II. 1929	11,50	= um 5,19% gesenkt
am	9. II. 1929	12,17	= in normalen Grenzen
am	11. II. 1929	12,07	= in normalen Grenzen.

2. Der tiefste Ca-Spiegelstand war am 4. II. 1929 mit 10,5 mg%.

3. Die Temperatur war am 3. II. 1929 und 5. II. 1929 auf 38,9 und 38,7 erhöht.

4. Die Anzahl der Pulse war am 3. und 5. II. 1929 bis 44 erhöht, zeigte am 4. und 6. II. eine Erniedrigung bis 36 und unterlag ab 7. II. 1929 unregelmäßigen Schwankungen.

5. Die Atemfrequenz war am 3. und 4. II. 1929 bis zu 8 Atemzügen verlangsamt.

6. Die Zahl der appetitlosen Tage betrug 3.

7. Die übrigen festgestellten Vergiftungserscheinungen zeigten sich vom 3. II. bis 5. II. 1929 gleichmäßig stark. Sie waren am 6. II. 1929 nur noch geringgradig ausgeprägt.

8. Die Senkungsgeschwindigkeit der Blutkörperchen war nach der CCl_4-Eingabe etwas beschleunigt, das Endsediment verkleinert.

Ergebnis aus den Versuchen I—VII.

Die Resultate aus den Versuchen I—VII ergeben, tabellarisch dargestellt, folgendes Bild:

Versuch Nr.	CCl_4-Eingabe		Tagesanz. m. gesenkt. Ca-Spiegel	Tiefste Ca-Senkung in %	Einwirkung auf			Anzahl der appetitl. Tg.	Sonstige Vergiftungserschein.		Verhalten der Blutkörperchensenkung
	pro kg Körp.-Gew.	Dosis			Temp. Grad	Puls	Atemfrequenz		in Tg.	Grad	
I	0,15	40,0	2	4,00	39,0	—	—	2	3	schwach	—
II	0,19	100,0	2	10,30	erniedrigt	verringert	—	3	3	„	—
III	0,26	100,0	4	10,53	38,8	verringert	verlangsamt	5	4	mittelstark	normal
IV	0,26	120,0	4	5,61	39,0	44	beschleunigt	2	3	mittelstark	verlangsamt
V	0,30	80,0	4	6,67	40,2	64	40	4	5	sehr heftig	verlangsamt
VI	0,32	120,0	3	14,56	40,4	50	40	2	3	schwach	verlangsamt
VII	0,33	150,0	6	12,86	38,9	vermehrt	verlangsamt	3	4	mittelstark	beschleunigt

Die Tatsache, daß die Temperatur-, Puls- und Atemveränderungen bis auf einen Fall (Versuch V) restlos, und auch die übrigen beobachteten Vergiftungserscheinungen im großen und ganzen, in die Zeiten des verminderten Ca-Spiegels fallen, läßt den Schluß zu, daß die CCl_4-Vergiftungserscheinungen mit der Blutkalkabnahme in Verbindung stehen.

Wie jedoch aus obiger Tabelle ersichtlich ist, richtet sich die Stärke der Ca-Senkung weder nach der Höhe der CCl_4-Dosis, noch steht sie in einem proportionalen Verhältnis zur Heftigkeit der gesamten klinischen Vergiftungserscheinungen.

Es ist infolgedessen als Resultat dieser Versuche anzunehmen, daß die Blut-Ca-Abnahme mit den CCl_4-Vergiftungen nur in einem zeitlichen und in keinem ursächlichen Zusammenhang steht.

Die Blutkörperchensenkungsgeschwindigkeit blieb nach CCl_4-Eingabe in einem Fall unverändert, war in einem Fall beschleunigt und in 3 Fällen verlangsamt.

Die nun folgenden Versuche dienen in Sonderheit zur Klärung der Frage, ob sich auch beim Pferde die Tetrachlorkohlenstoffvergiftungen durch Hochhalten des Blutkalkspiegels durch Kalkfütterung beeinflussen bzw. vermeiden lassen.

Zu diesem Zweck wurde zunächst bei den Versuchen VIII—XII eine Verfütterung des Kalkpräparates „Vitakalk“ der Chemischen Fabrik

Marienfelde G. m. b. H., Berlin-Marienfelde, vor Eingabe von Tetrachlorkohlenstoff vorgenommen.

Versuch VIII.

Versuchspferd. Kennzeichen: Wallach, Panje, Lichtrapp, weiße Unterlippe, schmale, unterbrochene Blässe, Spindelstern, vorn links außen geballt, hinten rechts gefesselt, 20—22 Jahre alt, 1,44 m Stockmaß, Ernährungszustand mäßig gut, 346 kg.

Eingaben: Am 10. XII. 1928: 250,0 Vitakalk. Am 11. XII. 1928, 10 Uhr: 60,0 CCl_4 = 0,17 g pro Kilogramm Körpergewicht.

Datum	Uhrzeit	Eingaben	Ca mg%	Durchschnitt mg%	Temp. Grad	Puls	Atemfrequenz	Vergiftungserscheinungen
1928 6. XII.	10	—	10,6 11,2	10,9	37,5	38	12	
	14	—	10,6 11,0	10,8	37,3	38	12	
	18	—	11,6 10,6	11,1	37,5	40	10	
7. XII.	10	—	11,0 11,4	11,2	37,5	38	10	
	14	—	11,2 11,2	11,2	37,2	38	10	
	18	—	11,2 10,4	10,8	37,6	40	12	
8. XII.	10	—	10,6 10,8	10,7	37,3	38	10	
	14	—	11,0 11,0	11,0	37,4	38	12	
	18	—	11,4 10,8	11,1	37,7	38	12	
10. XII.	10	125,0 Vitakalk	11,0 10,6	10,8	37,4	40	10	
	14	125,0 Vitakalk	10,6 10,8	10,7	37,7	40	10	
	18	—	11,0 11,6	11,3	37,6	38	10	
11. XII.	10	60,0 CCl_4	11,4 11,4	11,4	37,4	38	12	
	14	—	10,4 11,2	10,8	37,6	42	12	
	18	—	10,2 10,8	10,5	37,5	40	12	Apathisch, Maul- und Nasenschleimhaut porzellanfarben
12. XII.	10	—	11,0 11,6	11,3	37,2	44	12	Frißt sehr wenig. Darmgeräusche verstärkt, Kot weich geballt mit Schleimüberzug. Conjunctiven haben gelblichen Schimmer. Atmung tief u. stöhnend
	14	—	11,8 11,6	11,7	37,6	46	12	
	18	—	11,4 11,6	11,5	37,7	48	12	

Versuch VIII (Fortsetzung).

Datum	Uhrzeit	Eingaben	Ca mg%	Durchschnitt mg%	Temp. Grad	Puls	Atemfrequenz	Vergiftungserscheinungen
13. XII.	10	—	10,0 11,0	10,5	37,5	42	10	Frißt $^1/_4$ Ration, vergißt das Kauen
	14	—	11,0 11,4	11,2	37,5	40	12	Stark benommen, läßt den Kopf hängen.
	18	—	10,4 11,0	10,7	37,6	48	10	Häufiger Kotabsatz. Conjunctiven sind schwach gelb
14. XII.	10	—	11,0 —	11,0	37,6	44	10	Stark apathisch, frißt nichts. Atem seufzend.
	14	—	11,0 11,4	11,2	37,6	44	10	Glucksende Darmgeräusche, häufiger breiiger Kotabsatz. Conjunctiven sind gelblich
	18	—	11,0 11,2	11,1	37,5	44	10	
15. XII.	10	—	11,0 11,4	11,2	37,5	40	10	Kot weich geballt mit Schleimüberzug
	14	—	11,0 —	11,0	37,5	40	10	
	18	—	10,8 11,0	10,9	37,4	38	10	Ohne Befund
17. XII.	10	—	10,8 10,8	10,8	37,6	38	12	
	14	—	10,8 11,2	11,0	37,5	38	10	
	18	—	10,8 11,4	11,1	37,5	40	12	Bis 20. XII. 1928 beobachtet

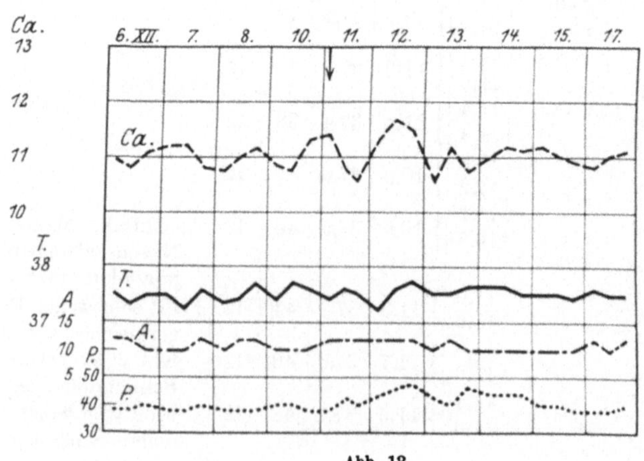

Abb. 13.

Blutkörperchensenkung.

Nach Minuten	6. XII.	7. XII.	8. XII.	10. XII.	11. XII.	12. XII.	13. XII.	14. XII.	15. XII.
5	9,8	9,9	9,9	9,9	9,9	9,9	9,9	9,9	9,8
10	9,4	9,7	9,5	9,6	9,5	9,6	9,4	9,5	9,1
15	8,7	9,3	8,9	8,9	9,0	9,1	8,6	8,8	8,4
20	8,2	8,9	8,4	8,3	8,4	8,4	7,8	8,1	7,5
25	7,7	8,3	7,9	7,5	7,4	7,5	7,0	7,2	6,7
30	7,3	7,7	7,5	6,8	6,8	6,7	6,3	6,4	6,0
35	6,9	7,3	7,0	6,2	6,2	6,0	5,6	5,5	5,3
40	6,6	6,9	6,7	5,6	5,3	5,4	5,0	5,0	4,8
45	6,4	6,5	6,3	5,2	5,2	5,0	4,7	4,6	4,4
24 Std.	2,4	2,6	2,7	2,8	2,8	3,0	2,7	2,8	2,8
Durchschnitt	7,34	7,71	7,48	7,08	7,05	7,06	6,70	6,78	6,48

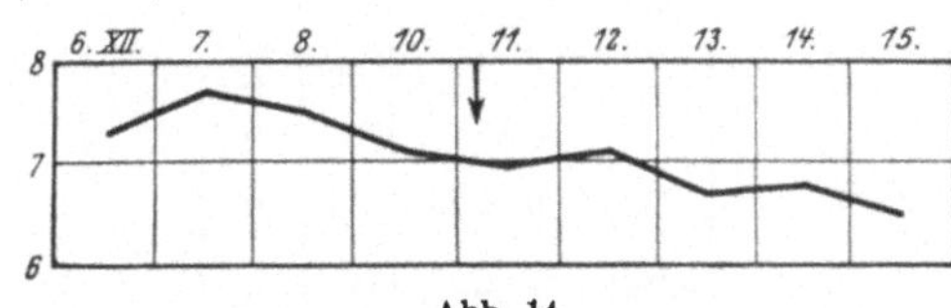

Abb. 14.

Versuchsergebnis.

1. Auf den Tagesdurchschnitt berechnet, betrug der Ca-Spiegel in mg%:

Am 6. XII. 1928 10,93 ⎫
am 7. XII. 1928 11,07 ⎬ = durchschnittlich 10,98
am 8. XII. 1928 10,93 ⎭
am 10. XII. 1928 10,93 = in normalen Grenzen
am 11. XII. 1928 10,90 = um 0,73% gesenkt
am 12. XII. 1928 11,50 = um 4,73% erhöht
am 13. XII. 1928 10,80 = um 1,64% gesenkt
am 14. XII. 1928 11,10 = um 1,09% erhöht
am 15. XII. 1928 11,03 = in normalen Grenzen
am 17. XII. 1928 10,97 = in normalen Grenzen.

2. Der tiefste Ca-Spiegelstand war am 11. und 13. XII. 1928 mit 10,5 mg%.

3. Auf die Temperatur blieb die CCl_4-Eingabe ohne Einfluß.

4. Die Anzahl der Pulsschläge stieg am 12. und 13. XII. 1928 auf 48 an.

5. Die Atemfrequenz blieb ohne Beeinflussung.

6. Die Zahl der appetitlosen Tage betrug 3.

7. Die übrigen festgestellten Vergiftungserscheinungen hielten vom 11. bis 14. XII. 1928 gleichmäßig stark an.

8. Die Senkungsgeschwindigkeit der Blutkörperchen wurde durch die CCl_4-Eingabe deutlich erhöht, das Endsediment wenig vergrößert.

Versuch IX.

Versuchspferd. Kennzeichen: Wallach, leichtes Wagenpferd, Dunkelfuchs, Strichblässe, Blume, 4 Kummetdruckflecke, hinten links gefesselt, 16—18 Jahre alt, 1,55 m Stockmaß, Ernährungszustand schlecht, 408 kg.

Eingaben: Am 10. XII. 1928: 500,0 Vitakalk. Am 11. XII. 1928 9 Uhr: 80,0 CCl_4 = 0,20 g pro Kilogramm Körpergewicht.

Datum	Uhrzeit	Eingaben	Ca mg%	Durchschnitt mg%	Temp. Grad	Puls	Atemfrequenz	Vergiftungserscheinungen
1928 6. XII.	10	—	11,4 —	11,4	37,6	36	10	
	14	—	11,0 11,2	11,1	37,5	36	12	
	18	—	11,0 11,6	11,3	37,7	36	12	
7. XII.	10	—	11,2 10,8	11,0	37,6	36	10	
	14	—	11,6 11,2	11,4	37,4	36	10	
	18	—	11,2 11,2	11,2	37,8	38	12	
8. XII.	10	—	11,4 —	11,4	37,5	36	10	
	14	—	11,0 11,4	11,2	37,5	36	10	
	18	—	11,2 11,6	11,4	37,8	38	12	
10. XII.	10	250,0 Vitakalk	11,0 11,6	11,3	37,3	34	12	
	14	250,0 Vitakalk	11,2 10,8	11,0	37,5	36	10	
	18	—	11,0 11,8	11,4	37,7	36	12	
11. XII.	10	80,0 CCl_4	11,6 11,8	11,7	37,3	36	10	
	14	—	11,6 12,4	12,0	37,6	32	10	Sehr ruhig
	18	—	11,2 11,8	11,5	37,5	36	10	Ab und zu Umsehen nach dem Leib
12. XII.	10	—	12,4 12,2	12,3	37,6	36	10	Verstärkte glucksende Darmgeräusche
	14	—	12,4 13,0	12,7	37,3	38	10	Atmung tief, sehr ruhig
	18	—	11,8 11,6	11,7	37,6	46	12	Puls klopfend, Kot weich geballt

Versuch IX (Fortsetzung).

Datum	Uhrzeit	Eingaben	Ca mg%	Durchschnitt mg%	Temp. Grad	Puls	Atemfrequenz	Vergiftungserscheinungen
1928 13. XII.	10	—	10,8 11,4	11,1	37,5	36	10	Frißt sehr wenig, Conjunctiven haben gelblichen Schimmer
	14	—	11,6 11,6	11,6	37,6	32	10	Atmung tief, verstärkte Darmgeräusche. Häufiger Kotabsatz
	18	—	10,6 11,4	11,0	38,0	38	10	
14. XII.	10	—	10,4 11,0	10,7	38,0	36	10	Apathisch, stark vermehrter Durst. Frißt nichts. Atmung tief, seufzend. Verstärkte glucksende Darmgeräusche. Kot breiig
	14	—	11,0 11,0	11,0	37,7	34	10	
	18	—	11,6 —	11,6	37,7	38	10	
15. XII.	10	—	10,8 11,2	11,0	37,9	36	10	Conjunctiven sind schw. gelblich
	14	—	11,6 11,2	11,4	37,6	36	12	
	18	—	11,6 11,0	11,3	37,7	36	12	Ohne Befund
17. XII.	10	—	11,2 11,2	11,2	37,4	38	10	
	14	—	11,2 10,8	11,0	37,6	38	12	
	18	—	11,2 11,6	11,4	37,7	36	10	Bis 20. XII. 1928 beobachtet

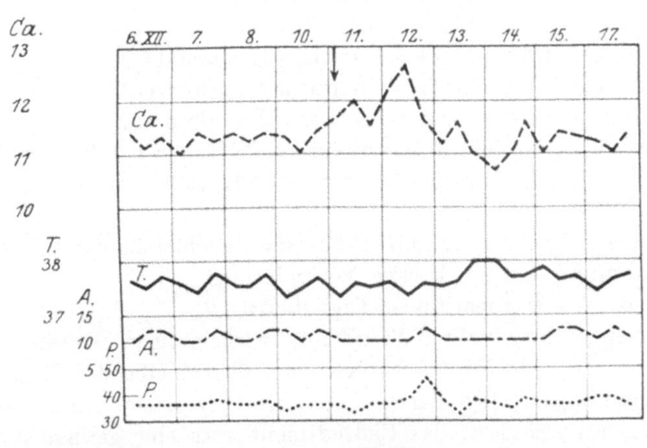

Abb. 15.

Blutkörperchensenkung.

Nach Minuten	6. XII.	7. XII.	8. XII.	10.XII.	11.XII.	12.XII.	13.XII.	14.XII.	15.XII.
5	9,9	9,8	10,0	10,0	9,9	10,0	10,0	9,9	9,9
10	9,5	9,4	9,8	9,9	9,6	9,9	9,8	9,7	9,7
15	8,9	8,8	9,5	9,8	9,1	9,8	9,4	9,1	9,5
20	8,3	8,2	9,1	9,6	8,5	9,5	8,8	8,5	9,1
25	7,7	7,5	8,6	9,0	7,5	9,0	8,1	7,7	8,6
30	7,0	6,7	8,0	8,3	6,9	8,3	7,5	7,0	8,2
35	6,5	6,2	7,5	7,7	6,3	7,6	6,9	6,3	7,8
40	6,0	5,6	7,0	7,1	6,0	7,1	6,4	5,8	7,4
45	5,4	5,3	6,5	6,5	5,5	6,2	5,9	5,3	7,1
24 Std.	2,8	3,0	2,9	3,5	3,5	3,5	3,0	3,4	3,7
Durchschnitt	7,20	7,05	7,89	8,14	7,28	8,09	7,58	7,27	8,10

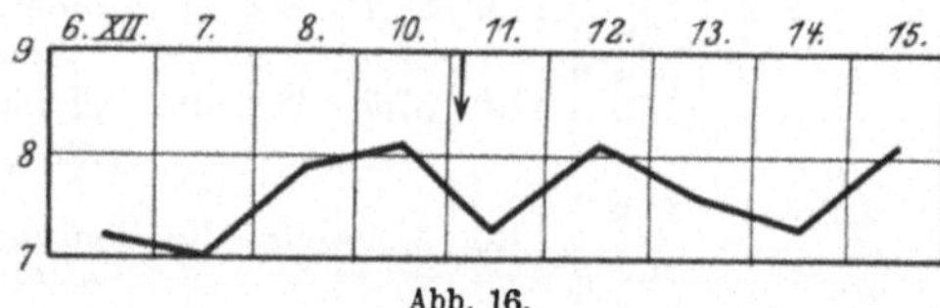

Abb. 16.

Versuchsergebnis.

1. Auf den Tagesdurchschnitt berechnet, betrug der Ca-Spiegel in mg%:

Am 6. XII. 1928 11,27 }
am 7. XII. 1928 11,20 } = durchschnittlich 11,27
am 8. XII. 1928 11,33 }
am 10. XII. 1928 11,23 = in normalen Grenzen
am 11. XII. 1928 11,73 = um 4,08% erhöht
am 12. XII. 1928 12,23 = um 8,52% erhöht
am 13. XII. 1928 11,23 = in normalen Grenzen
am 14. XII. 1928 11,10 = um 1,51% gesenkt
am 15. XII. 1928 11,23 = in normalen Grenzen
am 17. XII. 1928 11,20 = in normalen Grenzen.

2. Der tiefste Ca-Spiegelstand war am 14. XII. 1928 mit 10,7 mg%.
3. Die Temperatur war am 13. und 14. XII. 1928 mit 38,0 ganz gering erhöht.
4. Der Puls zeigte am 12. XII. 1928 eine Beschleunigung auf 46.
5. Die Atemfrequenz blieb ohne Veränderung.
6. Die Anzahl der appetitlosen Tage betrug 2.
7. Die übrigen festgestellten Vergiftungserscheinungen zeigten sich hauptsächlich vom 12. XII. bis 14. XII. mit gleichbleibender Stärke.
8. Die Senkungsgeschwindigkeit der Blutkörperchen blieb nach den Eingaben unverändert, das Endsediment wies eine geringe Vergrößerung auf.

Versuch X.

Versuchspferd. Kennzeichen: Stute, Landschlag, ohne ausgesprochene Rasse, lichtbraun, links 3, rechts 4 Satteldruckflecke, sonst ohne besondere Abzeichen, über 22 Jahre alt, 1,57 m Stockmaß, Ernährungszustand schlecht, 467 kg.

Eingaben: Am 1. III. 1929: 125,0 Vitakalk. Am 2. III. 1929: 125,0 Vitakalk. Am 3. III. 1929 8 Uhr: 100,0 CCl_4 = 0,21 g pro Kilogramm Körpergewicht.

Datum	Uhrzeit	Eingaben	Ca mg%	Durchschnitt mg%	Temp. Grad	Puls	Atemfrequenz	Vergiftungserscheinungen
1929 27. II.	8	—	10,4 10,8	10,6	37,7	38	10	
	12	—	10,4 11,0	10,7	38,0	38	10	
	17	—	10,2 10,8	10,5	38,0	40	12	
28. II.	8	—	10,4 10,4	10,4	37,6	38	10	
	12	—	10,4 10,6	10,5	37,9	40	10	
	17	—	10,2 11,2	10,7	38,0	40	12	
1. III.	8	62,5 Vitakalk	11,2 10,6	10,9	37,6	38	12	
	12	62,5 Vitakalk	11,2 10,6	10,9	38,1	38	12	
	17	—	10,0 11,0	10,5	38,1	40	12	
2. III.	8	62,5 Vitakalk	10,4 10,8	10,6	37,7	40	12	
	12	62,5 Vitakalk	11,0 11,2	11,1	37,8	38	10	
	17	—	11,2 11,8	11,5	37,9	40	12	
3. III.	8	100,0 CCl_4	10,6 10,0	10,3	37,7	40	10	
	12	—	10,2 10,4	10,3	37,8	44	12	
	17	—	10,0 10,0	10,0	37,8	44	10	Atmung tief, verstärkte glucksende Darmgeräusche
4. III.	8	—	10,4 9,8	10,1	37,8	44	10	Frißt nichts. Puls kaum fühlbar, unregelmäßig. Conjunctiven blaßgelblich. Sehr unruhig,
	12	—	10,2 10,8	10,5	37,9	44	10	
	17	—	10,6 —	10,6	38,6	72	20	scharrt, schlägt nach d. Leib. 2 Std. anhaltender grobschlägiger Tremor der gesamten Körpermuskulatur. Schwankender Gang u. häufiger Kotabsatz

Versuch X (Fortsetzung).

Datum	Uhrzeit	Eingaben	Ca mg%	Durchschnitt mg%	Temp. Grad	Puls	Atemfrequenz	Vergiftungserscheinungen
1929 5. III.	8	—	9,2 9,4	9,3	40,2	72	16	1 Stunde anhaltender heftiger Kolikanfall. Frißt nichts. Schwacher Tremor der Beinmuskulatur hinten rechts. Conjunctiven stark injiziert. Harn hellgelb, dünnflüssig, alkalisch, stark eiweißhaltig
	12	—	9,6 —	9,6	40,6	74	14	
	17	—	9,4 10,2	9,8	39,8	60	12	
6. III.	8	—	9,6 10,2	9,9	39,0	44	12	Conjunctiven injiziert, gelblich. Apathisch, läßt den Kopf hängen. Puls klopfend, häufiger Kotabsatz
	12	—	10,2 10,2	10,2	38,8	44	12	
	17	—	10,2 —	10,2	39,1	44	12	
7. III.	8	—	10,4 10,8	10,6	38,1	42	12	Häufiger Kotabsatz. Conjunctiven schwach injiziert, gelblich
	12	—	10,2 10,8	10,5	38,0	40	10	
	17	—	10,4 10,6	10,5	38,3	42	12	Ohne Befund
8. III.	8	—	10,2 10,6	10,4	37,8	40	10	
	12	—	10,6 —	10,6	37,9	40	12	
	17	—	10,4 10,8	10,6	38,1	40	12	Bis 11. III. 1929 beobachtet.

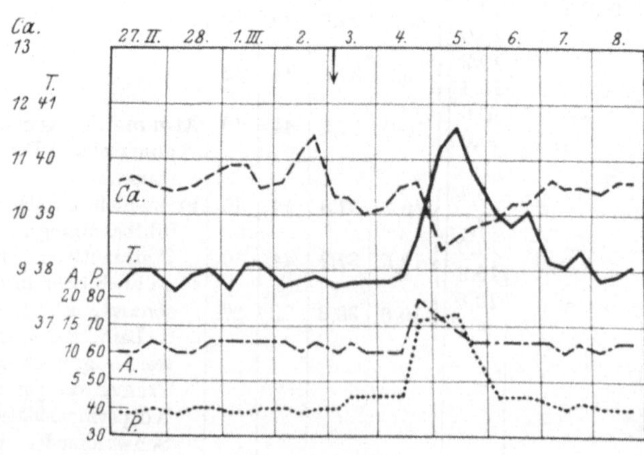

Abb. 17.

Blutkörperchensenkung.

Nach Minuten	28. II.	1. III.	2. III.	3. III.	4. III.	5. III.	6. III.	7. III.	8. III.
5	9,8	9,8	9,8	9,7	9,8	9,5	9,8	9,5	9,2
10	9,1	9,3	9,1	9,0	9,1	8,5	8,7	8,0	7,7
15	8,3	8,4	8,2	8,1	8,2	7,4	7,5	6,5	6,3
20	7,6	7,5	7,2	7,1	7,2	6,5	6,2	5,2	4,9
25	6,9	6,6	6,3	6,2	6,4	5,8	5,0	4,0	3,8
30	6,2	5,9	5,5	5,4	5,6	5,0	4,0	3,3	3,0
35	5,6	5,2	4,8	4,7	4,9	4,4	3,3	2,7	2,7
40	5,1	4,7	4,2	4,1	4,3	3,9	2,8	2,5	2,6
45	4,7	4,1	3,7	3,5	3,8	3,4	2,5	2,4	2,5
24 Std.	2,2	2,3	2,2	2,2	2,2	2,5	2,1	2,1	2,1
Durchschnitt	6,55	6,38	6,10	6,00	6,15	5,69	5,19	4,62	4,48

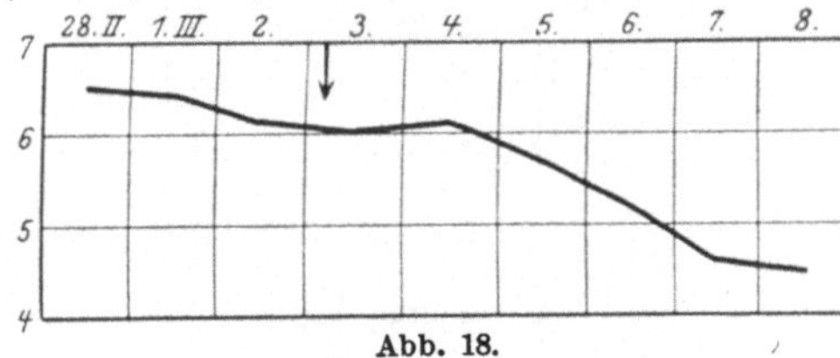

Abb. 18.

Versuchsergebnis.

1. Auf den Tagesdurchschnitt berechnet, betrug der Ca-Spiegel in mg %:

Am	27. II. 1929	10,60	= durchschnittlich 10,56
am	28. II. 1929	10,53	
am	1. III. 1929	10,77	= um 1,99% erhöht
am	2. III. 1929	11,07	= um 4,83% erhöht
am	3. III. 1929	10,20	= um 3,41% gesenkt
am	4. III. 1929	10,40	= um 1,52% gesenkt
am	5. III. 1929	9,57	= um 9,37% gesenkt
am	6. III. 1929	10,10	= um 4,36% gesenkt
am	7. III. 1929	10,53	= in normalen Grenzen
am	8. III. 1929	10,53	= in normalen Grenzen.

2. Der tiefste Ca-Spiegelstand war am 5. III. 1929 mit 9,3 mg%.

3. Die Temperatur stieg am 5. III. 1929 auf 40,6 an und betrug am 6. III. 1929 noch 39,1.

4. Die Anzahl der Pulsschläge betrug am 4. III. 1929 72, am 5. III. 1929 74.

5. Die Atemfrequenz zeigte am 4. III. 1929 eine Beschleunigung auf 20.

6. Die Anzahl der appetitlosen Tage betrug 2.

7. Die sonstigen festgestellten Vergiftungserscheinungen traten am 4. und 5. III. 1929 am stärksten in Erscheinung.

8. Die Senkungsgeschwindigkeit der Blutkörperchen wies eine deutliche Erhöhung nach den Eingaben auf, während das Endsediment keine bemerkenswerte Veränderung zeigte.

Versuch XI.

Versuchspferd. Kennzeichen: Stute, leichtes Wagenpferd, lichtbraun, Strichschnippe, Spitzstern, Ramsnase, rechts 2 Widerristdruckflecke, 18 Jahre alt, 1,55 m Stockmaß, Ernährungszustand schlecht, 380 kg.

Eingaben: Am 1. III. 1929: 250,0 Vitakalk. Am 2. III. 1929: 250,0 Vitakalk. Am 3. III. 1929 8 Uhr: 100,0 CCl_4 = 0,26 g pro Kilogramm Körpergewicht.

Datum	Uhrzeit	Eingaben	Ca mg%	Durchschnitt mg%	Temp. Grad	Puls	Atemfrequenz	Vergiftungserscheinungen
1929 27. II.	8	—	10,4 11,2	10,8	38,0	38	12	
	12	—	10,4 11,2	10,8	37,9	40	14	
	17	—	10,0 11,0	10,5	38,2	40	14	
28. II.	8	—	10,4 10,4	10,4	37,9	40	12	
	12	—	10,4 10,8	10,6	37,9	38	12	
	17	—	10,8 —	10,8	38,2	40	14	
1. III.	8	125,0 Vitakalk	10,8 11,0	10,9	38,1	40	14	
	12	125,0 Vitakalk	10,4 10,8	10,6	37,9	40	14	Frißt sehr zögernd
	17	—	11,4 10,8	11,1	38,1	42	12	
2. III.	8	125,0 Vitakalk	10,0 10,8	10,4	37,9	40	12	
	12	125,0 Vitakalk	11,2 11,6	11,4	38,0	40	12	Frißt sehr zögernd
	17	—	11,0 11,0	11,0	38,2	42	12	
3. III.	8	100,0 CCl_4	10,4 11,2	10,8	37,8	38	12	
	12	—	10,4 10,0	10,2	37,9	40	12	Frißt nichts. Sehr ruhig
	17	—	10,4 —	10,4	38,2	42	8	Puls schwach fühlbar, Atem tief. Verstärkte Darmgeräusche
4. III.	8	—	9,8 10,0	9,9	38,2	36	12	Frißt nichts, Puls kaum fühlbar. Atem tief, seufzend. Conjunctiven sind schwach gelblich. Kot hellgelb und sehr hart geballt. Der Gang ist schwankend
	12	—	10,0 10,8	10,4	38,0	36	12	
	17	—	10,2 10,6	10,4	38,0	38	12	

Versuch XI (Fortsetzung).

Datum	Uhrzeit	Eingaben	Ca mg%	Durchschnitt mg%	Temp. Grad	Puls	Atemfrequenz	Vergiftungserscheinungen
1929 5. III.	8	—	10,0 10,2	10,1	37,8	32	8	Frißt $^1/_4$ Ration. Sehr ruhig und apathisch.
	12	—	9,6 10,4	10,0	37,6	32	8	Puls kaum fühlbar. Conjunctiven gelblich.
	17	—	10,8 10,0	10,4	37,7	34	12	Verstärkte Darmgeräusche. Harn dunkelgelbbraun, dünnflüssig, sauer, 1,34, schw. eiweißhaltig
6. III.	8	—	10,0 10,0	10,0	37,8	32	8	Frißt nichts. Sehr ruhig. Puls nicht fühlbar.
	12	—	10,4 —	10,4	37,4	32	10	Atem tief. Nasen- u. Maulschleimhaut blaß,
	17	—	10,6 9,6	10,1	37,9	36	8	Conjunctiven blaß u. gelb
7. III.	8	—	9,8 10,4	10,1	37,5	32	8	Frißt nichts
	12	—	10,6 10,4	10,5	37,6	32	8	Puls kaum fühlbar
	17	—	10,4 10,0	10,2	37,8	32	6	Conjunctiven sind blaßgelblich
8. III.	8	—	10,6 10,6	10,6	37,9	32	8	Frißt ab 10. III. wieder gut. Conjunctiven
	12	—	10,4 11,2	10,8	38,1	36	12	sind blaß u. schwach gelblich. Harn: braungelb,
	17	—	10,2 10,8	10,5	38,0	38	10	zähe, sauer, 1,35, Spuren Eiweiß
								Bis 12. III. 1929 beobachtet

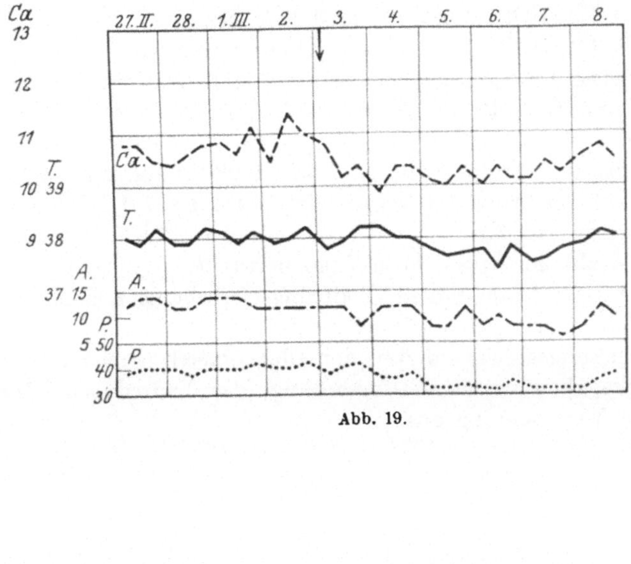

Abb. 19.

Blutkörperchensenkung.

Nach Minuten	28. II.	1. III.	2. III.	3. III.	4. III.	5. III.	6. III.	7. III.	8. III.
5	9,8	9,8	9,8	9,6	9,8	9,6	9,8	9,8	9,9
10	8,9	9,1	9,2	8,9	9,2	8,9	9,3	9,3	9,5
15	8,1	8,3	8,4	8,1	8,5	8,3	8,7	8,7	9,0
20	7,3	7,5	7,6	7,5	7,9	7,7	8,1	8,2	8,4
25	6,6	6,8	6,9	6,8	7,3	7,2	7,5	7,7	7,8
30	5,9	6,1	6,3	6,2	6,7	6,7	7,0	7,2	7,4
35	5,4	5,6	5,7	5,7	6,2	6,3	6,5	6,8	7,0
40	4,9	5,1	5,2	5,3	5,7	5,9	6,1	6,4	6,6
45	4,5	4,6	4,7	4,9	5,3	5,5	5,7	6,0	6,2
24 Std.	2,7	2,7	2,8	2,8	2,9	3,0	2,8	2,9	3,1
Durchschnitt	6,41	6,56	6,66	6,58	6,95	6,91	7,15	7,30	7,49

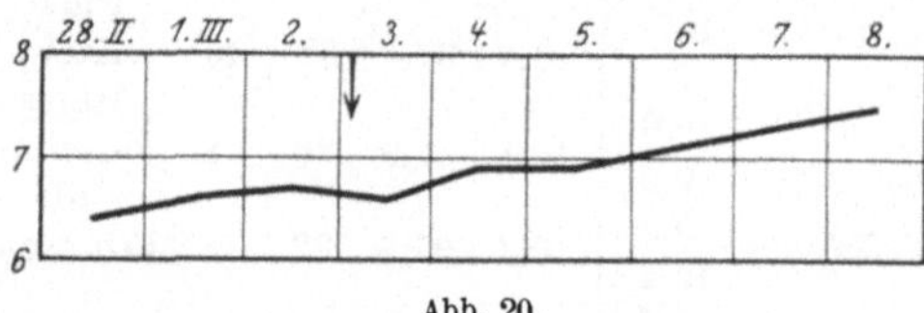

Abb. 20.

Versuchsergebnis.

1. Auf den Tagesdurchschnitt berechnet, betrug der Ca-Spiegel in mg %:

Am 27. II. 1929 10,70 } = durchschnittlich 10,65
am 28. II. 1929 10,60 }
am 1. III. 1929 10,87 = um 2,06% erhöht
am 2. III. 1929 10,93 = um 2,63% erhöht
am 3. III. 1929 10,47 = um 1,69% gesenkt
am 4. III. 1929 10,23 = um 3,94% gesenkt
am 5. III. 1929 10,17 = um 4,51% gesenkt
am 6. III. 1929 10,17 = um 4,51% gesenkt
am 7. III. 1929 10,27 = um 3,66% gesenkt
am 8. III. 1929 10,63 = in normalen Grenzen.

2. Der tiefste Ca-Spiegelstand war am 4. III. 1929 mit 9,9 mg%.

3. Die Temperatur lag am 5., 6. und 7. III. 1929 etwas unter normaler Höhe.

4. Die Pulszahl war am 5., 6. und 7. III. 1929 bis auf 32 erniedrigt.

5. Die Zahl der Atemzüge zeigte vom 3. III. bis 7. III. 1929 eine Verminderung bis zu 6.

6. Die Anzahl der appetitlosen Tage betrug 7.

7. Die sonstigen festgestellten Vergiftungserscheinungen hielten vom 3. III. bis 8. III. 1929 gleichbleibend stark an.

8. Die Senkungsgeschwindigkeit der Blutkörperchen zeichnete sich nach den Eingaben durch Verlangsamung, das Endsediment durch ganz geringe Vergrößerung aus.

Versuch XII.

Versuchspferd. Kennzeichen: Stute, schweres Wagenpferd, dunkelbraun, Milchlippe, breite Blässe, rechts 1, links 4 Satteldruckstellen, 18 Jahre alt, 1,62 m Stockmaß, Ernährungszustand gut, 462 kg.

Eingaben: Am 2. II. 1929: 1000,0 Vitakalk. Am 3. II. 1929: 500,0 Vitakalk. Am 4. II. 1929, 9 Uhr: 150,0 CCl_4 = 0,33 g pro Kilogramm Körpergewicht.

Datum	Uhrzeit	Eingaben	Ca mg%	Durchschnitt mg%	Temp. Grad	Puls	Atemfrequenz	Vergiftungserscheinungen
1929 31. I.	10	—	11,4 12,0	11,7	37,7	34	14	
	14	—	11,4 11,4	11,4	37,7	36	12	
	18	—	11,4 11,8	11,6	37,9	34	12	
1. II.	10	—	11,2 11,8	11,5	38,0	36	14	
	14	—	11,4 12,0	11,7	37,9	36	14	
	18	—	11,4 12,4	11,9	37,9	36	14	
2. II.	10	333,0 Vitakalk	11,6 11,6	11,6	37,5	34	12	
	14	333,0 Vitakalk	11,6 11,0	11,3	37,7	34	12	Frißt sehr zögernd
	18	334,0 Vitakalk	11,4 12,2	11,8	38,1	36	14	
3. II.	10	167,0 Vitakalk	11,6 11,4	11,5	37,6	34	12	
	14	167,0 Vitakalk	11,6 11,8	11,7	37,7	36	12	Frißt sehr zögernd
	18	166,0 Vitakalk	12,4 11,6	12,0	38,1	38	14	
4. II.	10	150,0 CCl_4	11,2 11,6	11,4	37,8	36	12	
	14	—	11,0 10,8	10,9	38,1	40	12	Frißt $^1/_4$ Ration. Umsehen nach dem Leib.
	18	—	11,0 10,4	10,7	38,8	36	10	Apathisch, Puls klopfend, Atem tief, stöhnend
5. II.	10	—	10,6 —	10,6	38,0	32	8	Frißt nichts. Puls stark klopfend, Atem tief,
	14	—	10,8 11,2	11,0	38,0	38	8	seufzend. Darmperistaltik vermindert, unruhig, scharrt viel.
	18	—	11,2 11,8	11,5	38,3	40	10	Apathisch, läßt den Kopf hängen. Conjunctiven sind gelbgrün

Versuch XII (Fortsetzung).

Datum	Uhrzeit	Eingaben	Ca mg%	Durchschnitt mg%	Temp. Grad	Puls	Atemfrequenz	Vergiftungserscheinungen
1929 6. II.	10	—	10,8 10,8	10,8	37,7	34	12	Frißt nichts. 2 Stunden anhaltender heftiger Kolikanfall, wälzt sich stark, scharrt tiefe Löcher, schlägt mit Kopf und Beinen. Umsehen nach dem Leib. Verstärkte Darmgeräusche. Conjunctiven u. Nasenschleimhaut stark injiziert, Maulschleimhaut porzellanfarben. Puls drahtig, stöhnt viel
	14	—	10,4 11,0	10,7	37,5	32	12	
	18	—	10,6 10,8	10,7	37,9	34	12	
7. II.	10	—	11,2 —	11,2	37,6	34	12	Frißt $^1/_4$ Ration. Verstärkte, glucksende Darmgeräusche. Kost weich geballt. Puls schwach fühlbar. Läßt den Kopf hängen. Conjunctiven haben gelblichen Schimmer
	14	—	11,2 11,6	11,4	37,6	36	12	
	18	—	11,0 11,0	11,0	38,0	32	10	
8. II.	10	—	10,6 10,8	10,7	38,0	34	12	Frißt fast gar nichts. Conjunctiven blaß mit gelblichem Schimmer. Maul- und Nasenschleimhaut sehr blaß. Puls schwach fühlbar. Kot weich geballt
	14	—	11,6 10,6	11,1	37,5	34	12	
	18	—	11,2 11,4	11,3	37,8	36	10	
9. II.	10	—	11,2 11,8	11,5	37,7	36	12	Frißt nichts, heftiger Kolikanfall. Mastdarm mit harten, hellgelben Kotballen stark angefüllt
	14	—	11,8 12,0	11,9	37,9	34	12	
	18	—	11,6 11,6	11,6	37,9	34	14	Conjunctiven injiziert. Sehr schwacher Allgemeinzustand
11. II.	10	—	11,0 11,6	11,3	37,7	36	14	Der äußerst schwache Allgemeinzustand ohne jeden Appetit änderte sich bis zur Notschlachtung am 14. II. 1929 nicht
	14	—	11,4 12,0	11,7	37,8	34	14	
	18	—	11,6 12,0	11,8	38,0	34	12	

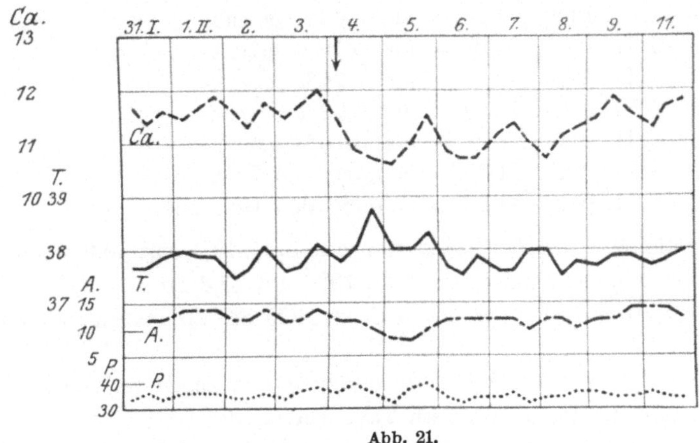

Abb. 21.

Blutkörperchensenkung.

Nach Minuten	1. II.	2. II.	3. II.	4. II.	5. II.	6. II.	7. II.	8. II.	9. II.
5	9,8	9,9	9,9	9,9	9,8	9,9	9,8	9,9	10,0
10	9,3	9,7	9,7	9,7	9,2	9,7	9,4	9,8	9,8
15	8,5	9,1	9,3	9,2	8,2	9,2	9,0	9,5	9,4
20	7,6	8,5	8,9	8,7	7,4	8,5	8,4	9,1	9,0
25	6,8	8,0	8,5	8,2	6,7	7,8	7,9	8,6	8,6
30	6,1	7,5	8,0	7,6	6,1	7,2	7,4	8,1	8,2
35	5,4	7,1	7,6	7,1	5,5	6,6	7,0	7,6	7,8
40	4,9	6,7	7,2	6,7	5,1	6,1	6,7	7,2	7,4
45	4,4	6,4	6,8	6,3	4,7	5,7	6,3	6,8	7,1
24 Std.	2,7	3,1	3,1	3,0	2,9	3,1	3,1	3,2	3,2
Durchschnitt	6,55	7,60	7,90	7,64	6,56	7,38	7,50	7,98	8,05

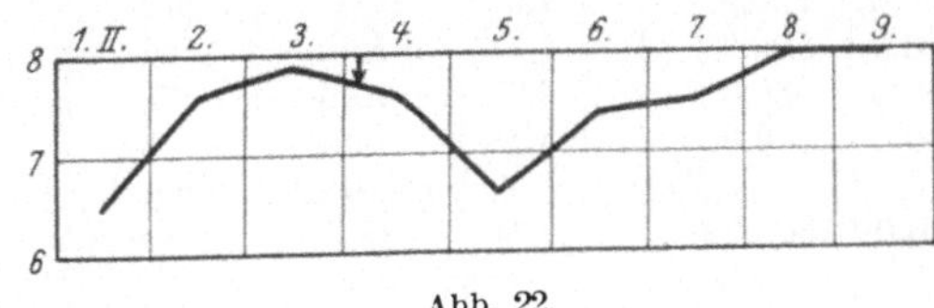

Abb. 22.

Versuchsergebnis.

1. Auf den Tagesdurchschnitt berechnet, betrug der Ca-Spiegel in mg%:

Am 31. I. 1929 11,57 } = durchschnittlich 11,63
am 1. II. 1929 11,70 }
am 2. II. 1929 11,57 = in normalen Grenzen
am 3. II. 1929 11,73 = um 0,86% erhöht

am 4. II. 1929 11,00 = um 5,42% gesenkt
am 5. II. 1929 11,03 = um 5,16% gesenkt
am 6. II. 1929 10,73 = um 7,74% gesenkt
am 7. II. 1929 11,20 = um 3,70% gesenkt
am 8. II. 1929 11,03 = um 5,16% gesenkt
am 9. II. 1929 11,70 = in normalen Grenzen
am 11. II. 1929 11,60 = in normalen Grenzen.

2. Der tiefste Ca-Spiegelstand war am 5. II. 1929 mit 10,6 mg%.
3. Die Temperatur stieg am 4. II. 1929 auf 38,8 an.
4. Der Puls unterlag am 4. und 5. II. 1929 Schwankungen von 32 bis 40.
5. Der Atem war am 5. II. 1929 bis zu 8 Atemzügen verlangsamt.
6. Die Anzahl der appetitlosen Tage betrug 10.
7. Die übrigen festgestellten Vergiftungserscheinungen waren äußerst stark und erreichten am 4. und 5. II. 1929 ihren Höhepunkt.
8. Die Senkungsgeschwindigkeit der Blutkörperchen, sowie das Endsediment wiesen durch die Eingaben keine erkennbaren Veränderungen auf.

Ergebnis aus den Versuchen VIII—XII.

Die Resultate aus den Versuchen VIII—XII ergeben tabellarisch dargestellt folgendes Bild:

Versuch Nr.	CCl_4-Eingaben pro kg Körpergewicht	CCl_4-Eingaben Dosis	Vitakalk-Fütterung	Tagesanzahl mit gesenktem Ca-Spiegel	Tiefste Ca-Senkung in %	Einwirkung auf Temperatur Grad	Einwirkung auf Puls	Einwirkung auf Atemfrequenz	Anzahl der appetitlosen Tage
VIII	0,17	60,0	250,0	2	1,64	—	48	—	3
IX	0,20	80,0	500,0	1	1,51	erhöht	46	—	2
X	0,21	100,0	250,0	4	9,37	40,6	74	20	2
XI	0,26	100,0	500,0	5	4,51	erniedrigt	verringert	verlangsamt	7
XII	0,33	150,0	1500,0	5	7,74	38,8	vermehrt	verlangsamt	10

Sonstige Vergiftungserscheinungen Dauer in Tagen	Sonstige Vergiftungserscheinungen Grad	Verhalten der Blutkörperchensenkung
4	mittelstark	beschleunigt
4	mittelstark	normal
4	sehr heftig	beschleunigt
6	heftig	verlangsamt
10	sehr heftig	normal

Im Vergleich zu den Versuchen I—VII zeigte sich bei dieser Versuchsgruppe folgendes:

1. Durch Verfütterung von „Vitakalk" vor der Tetrachlorkohlenstoffeingabe fand ein bedeutend geringeres Absinken des Blut-Ca-Spiegels statt.

2. Trotz des teilweise nur ganz unerheblich gesunkenen Ca-Spiegels traten die Temperatur-, Puls- und Atemveränderungen mit unverminderter Stärke auf, während die Appetitlosigkeit und die sonstigen Vergiftungserscheinungen sich in noch vergrößertem Ausmaße zeigten.

Es ist hiernach anzunehmen, daß bei Pferden eine günstige Beeinflussung der durch Tetrachlorkohlenstoff hervorgerufenen Vergiftungserscheinungen durch Hochhalten des Blut-Ca-Spiegels allein nicht stattfindet.

Die Senkungsgeschwindigkeit der Blutkörperchen blieb nach den CCl_4-Eingaben in 2 Fällen unverändert, war in 2 Fällen beschleunigt und in einem Fall verlangsamt.

Bei den Versuchen XI und XII hatte sich nun außerdem noch gezeigt, daß der „Vitakalk" von einigen Pferden in ungewöhnlich großen Mengen nur ungern und verzögert aufgenommen wurde. Es mußte daher für die beiden Versuche zweifelhaft erscheinen, ob die beobachteten Vergiftungserscheinungen tatsächlich nur als Wirkung des Tetrachlorkohlenstoffes zu werten waren, oder ob vielleicht auch, besonders unter Berücksichtigung der sehr ausgedehnten Zeit der Appetitlosigkeit, einer Überfütterung der Tiere mit „Vitakalk" die Schuld zugeschoben werden mußte.

Deshalb wurden Versuche mit den einzelnen Bestandteilen des Kalkpräparates (1. Chlorcalciumstärke, 2. Phosphorsalze, 3. Vitaminhefe) angestellt, um mit der den Blut-Ca-Spiegel anreichernden Substanz allein weitere Versuche dahingehend zu unternehmen, ob beim Pferde durch Halten des Blut-Ca-Spiegels auf der normalen Höhe allein die CCl_4-Vergiftungserscheinungen günstig beeinflußt werden.

Es dienten hierzu die Versuche XIII—XVI.

Bevor ich auf die Versuche näher eingehe, möchte ich im Interesse der „Chemischen Fabrik Marienfelde G. m. b. H., Berlin-Marienfelde" ausdrücklich darauf hinweisen, daß die Firma derart hohe Dosen, wie ich sie verwendete, für ihr Kalkpräparat „Vitakalk" niemals empfohlen hat. Es wurden außerdem im Juni 1929 mit dem von der Fabrik nach verändertem Verfahren hergestellten „Vitakalk" erneute Fütterungsversuche unternommen. Es hat sich hierbei gezeigt, daß dieser „Vitakalk" auch in sehr hohen Dosen ohne weiteres aufgenommen und von den Pferden gut vertragen wird.

Versuch XIII.

Versuchspferd. Kennzeichen: Wallach, Panje, Lichtisabell, Milchlippe, Stichelfeder, rechts und links je 2 Kummetdruckflecke, über 22 Jahre alt, 1,32 m Stockmaß, Ernährungszustand mäßig gut, 260 kg.

Eingaben: Am 10. IV. 1929: 50,0 Chlorcalciumstärke. Am 11. IV. 1929: 100,0 Chlorcalciumstärke. Am 12. IV. 1929, 8 Uhr: 50,0 CCl_4 = 0,19 g pro Kilogramm Körpergewicht

Datum	Uhrzeit	Eingaben	Ca mg%	Durchschnitt mg%	Temp. Grad	Puls	Atemfrequenz	Vergiftungserscheinungen
1929 9. IV.	8	—	10,6 11,2	10,9	37,9	38	12	
	12	—	11,0 11,2	11,1	37,9	40	14	
	17	—	11,2 10,8	11,0	38,0	38	14	
10. IV.	8	—	11,0 11,0	11,0	37,8	38	14	
	12	50,0 Chlorcalciumstärke	10,6 11,2	10,9	37,8	40	14	
	17	—	10,8 10,6	10,7	38,0	40	14	
11. IV.	8	50,0 Chlorcalciumstärke	11,0 11,2	11,1	37,7	38	12	
	12	50,0 Chlorcalciumstärke	11,4 10,4	10,9	37,9	40	14	
	17	—	11,8 —	11,8	38,0	40	14	
12. IV.	8	50,0 CCl_4	12,0 12,4	12,2	37,9	38	12	
	12	—	12,0 11,6	11,8	38,2	40	14	Frißt 1/2 Ration
	17	—	11,4 11,4	11,4	39,0	44	12	Apathisch, verstärkte glucksende Darmgeräusche
13. IV.	8	—	11,4 10,8	11,1	38,3	34	10	Frißt nichts. Apathisch. Conjunctiven haben schwach gelblichen Schimmer. Kotabsatz häufig. Kot weich geballt
	12	—	11,4 11,2	11,3	38,4	30	12	
	17	—	10,6 11,4	11,0	38,4	30	10	
14. IV.	8	—	11,0 10,6	10,8	38,0	38	10	Atem tief u. stark stöhnend. Kot breiig. Stark glucksende Darmgeräusche. Conjunctiven haben schwach gelblichen Schimmer
	12	—	10,8 —	10,8	38,3	38	10	
	17	—	10,6 10,6	10,6	38,7	36	8	

Versuch XIII (Fortsetzung).

Datum	Uhrzeit	Eingaben	Ca mg%	Durchschnitt mg%	Temp. Grad	Puls	Atemfrequenz	Vergiftungserscheinungen
1929 15. IV.	8	—	10,6 10,8	10,7	38,1	44	14	Conjunctiven sind schwach gelblich
	12	—	10,6 11,2	10,9	38,1	44	14	Ohne Befund
	17	—	10,4 11,0	10,7	38,0	44	14	
16. IV.	8	—	11,0 —	11,0	37,9	42	12	
	12	—	10,8 11,0	10,9	38,0	46	14	
	17	—	11,4 10,8	11,1	38,1	46	14	
17. IV.	8	—	10,8 11,2	11,0	37,9	40	12	
	12	—	11,0 11,4	11,2	37,8	38	14	
	17	—	11,6 11,0	11,3	37,9	38	12	
18. IV.	8	—	11,0 —	11,0	37,8	40	12	
	12	—	10,8 10,8	10,8	37,9	40	14	
	17	—	10,8 11,0	10,9	37,9	40	14	Bis 20. IV. 1929 beobachtet

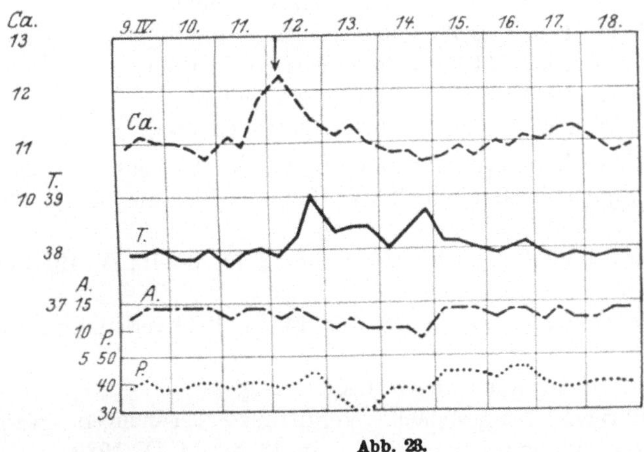

Abb. 28.

Blutkörperchensenkung.

Nach Minuten	10. IV.	11. IV.	12. IV.	13. IV.	14. IV.	15. IV.	16. IV.	17. IV.	18. IV.
5	9,7	9,7	9,8	9,9	10,0	10,0	9,9	10,0	10,0
10	8,2	8,2	8,3	8,6	9,1	9,6	9,5	9,8	9,7
15	5,9	6,2	6,3	6,6	7,3	8,2	8,1	8,5	8,4
20	3,9	4,4	4,1	4,5	5,4	6,4	6,3	6,7	6,8
25	2,9	3,2	3,1	3,5	3,7	4,6	4,6	4,8	5,0
30	2,7	2,9	2,9	3,2	3,3	3,6	3,6	3,7	4,0
35	2,6	2,8	2,8	3,1	3,2	3,3	3,3	3,4	3,7
40	2,5	2,7	2,8	3,0	3,1	3,2	3,2	3,3	3,6
45	2,5	2,7	2,7	2,9	3,0	3,2	3,1	3,2	3,5
24 Std.	2,1	2,3	2,4	2,5	2,6	2,8	2,9	2,8	3,0
Durchschnitt	4,30	4,51	4,52	4,78	5,07	5,49	5,45	5,62	5,77

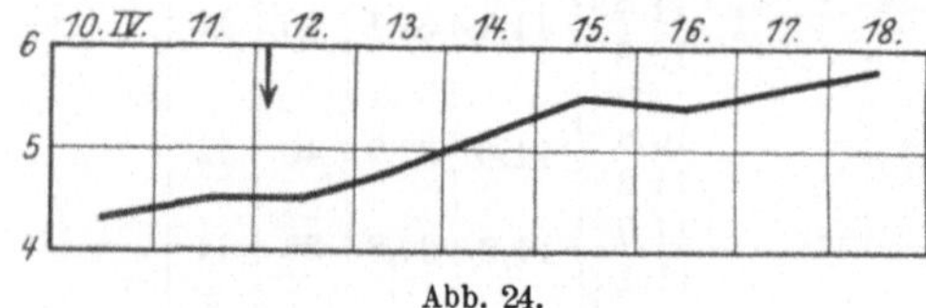

Abb. 24.

Versuchsergebnis.

1. Auf den Tagesdurchschnitt berechnet, betrug der Ca-Spiegel in mg%:

Am 9. IV. 1929 11,00 }
am 10. IV. 1929 10,87 } = durchschnittlich 10,93
am 11. IV. 1929 11,27 = um 3,11% erhöht
am 12. IV. 1929 11,80 = um 7,96% erhöht
am 13. IV. 1929 11,13 = um 1,83% erhöht
am 14. IV. 1929 10,73 = um 1,83% gesenkt
am 15. IV. 1929 10,77 = um 1,46% gesenkt
am 16. IV. 1929 11,00 = in normalen Grenzen
am 17. IV. 1929 11,17 = um 2,19% erhöht
am 18. IV. 1929 10,90 = in normalen Grenzen.

2. Der tiefste Ca-Spiegelstand war am 14. IV. 1929 mit 10,6 mg%.

3. Die Temperatur stieg am 12. IV. 1929 auf 39,0, am 14. IV. 1929 auf 38,7 an.

4. Die Anzahl der Pulse schwankte vom 12. IV. bis 16. IV. 1929 von 30—46.

5. Die Atemfrequenz war am 13. und 14. IV. 1929 verlangsamt, am 14. IV. bis zu 8.

6. Die Anzahl der appetitlosen Tage betrug 2.

7. Die übrigen festgestellten Vergiftungserscheinungen waren schwach ausgeprägt und zeigten sich vom 12. bis 14. IV. 1929.

8. Die Senkungsgeschwindigkeit der Blutkörperchen zeigte nach den Eingaben eine wesentliche Verlangsamung, das Endsediment eine deutliche Vergrößerung.

Versuch XIV.

Versuchspferd. Kennzeichen: Stute, leichtes Wagenpferd, lichtbraun, Stichelhaar, Axthieb, rechts 3, links 1 Widerristdruckflecke, 16—17 Jahre alt, 1,59 m Stockmaß, Ernährungszustand gut, 398 kg.

Eingaben: Am 16. III. 1929: 100,0 Chlorcalciumstärke. Am 17. III. 1929: 50,0 Chlorcalciumstärke. Am 18. III. 1929 8 Uhr: 80,0 CCl_4 = 0,20 g pro Kilogramm Körpergewicht.

Datum	Uhrzeit	Eingaben	Ca mg%	Durchschnitt mg%	Temp. Grad	Puls	Atemfrequenz	Vergiftungserscheinungen
1929 14. III.	8	—	10,4 11,0	10,7	37,9	32	10	
	12	—	11,0 11,4	11,2	37,9	32	10	
	17	—	10,6 11,6	11,1	37,7	34	10	
15. III.	8	—	10,4 10,8	10,6	37,7	36	10	
	12	—	10,6 10,8	10,7	37,8	36	10	
	17	—	10,6 11,2	10,9	37,9	36	10	
16. III.	8	50,0 Chlorcalciumstärke	11,0 11,2	11,1	37,6	34	10	
	12	50,0 Chlorcalciumstärke	11,2 10,6	10,9	37,7	34	10	
	17	—	11,2 11,2	11,2	37,6	34	10	
17. III.	8	50,0 Chlorcalciumstärke	11,0 10,8	10,9	37,6	34	10	
	12	—	11,0 11,6	11,3	37,8	36	10	
	17	—	12,0 11,4	11,7	37,9	36	10	
18. III.	8	80,0 CCl_4	11,4 11,2	11,3	37,3	34	10	
	12	—	11,4 —	11,4	38,1	34	10	Frißt nichts. 3 Stunden anhaltender, heftiger
	17	—	11,0 11,0	11,0	38,4	32	10	Kolikanfall. Sehr unruhig. Dehnt Hals u. Hinterbeine

Versuch XIV (Fortsetzung).

Datum	Uhrzeit	Eingaben	Ca mg%	Durchschnitt mg%	Temp. Grad	Puls	Atemfrequenz	Vergiftungserscheinungen
1929 19. III.	8	—	10,6 11,0	10,8	37,9	32	10	Frißt nichts. Setzt viel Kot in kleinen Portionen ab. Wiederholter trockener Husten. Conjunctiven haben gelben Schimmer
	12	—	11,2 11,0	11,1	37,7	32	12	
	17	—	11,0 —	11,0	38,0	34	10	
20. III.	8	—	10,8 10,8	10,8	38,1	30	10	Frißt 1/4 Ration. Verstärkte, glucksende Darmgeräusche. Wiederholter trockener Husten. Conjunctiven injiziert u. gelbl.-grün
	12	—	10,2 11,0	10,6	37,7	30	10	
	17	—	11,2 10,8	11,0	37,8	30	10	
21. III.	8	—	10,8 11,0	10,9	38,2	30	10	Frißt 1/4 Ration. Puls schwach fühlbar. Conjunctiven gelblich verfärbt. Harn braungelb, dünnflüssig, 1,38, sauer, mit Spuren Eiweiß
	12	—	11,0 11,2	11,1	37,7	30	10	
	17	—	10,6 11,2	10,9	38,1	32	10	
22. III.	8	—	11,0 —	11,0	38,1	30	10	Frißt 1/8 Ration. Etwas apathisch. Conjunctiven haben gelblichen Schimmer
	12	—	11,0 11,4	11,2	37,4	32	10	
	17	—	11,0 10,8	10,9	37,8	32	10	Ohne Befund
23. III.	8	—	10,4 11,0	10,7	37,8	34	10	Frißt erst ab 25. III. 1929 wieder gut
	12	—	10,8 10,6	10,7	37,8	34	10	
	17	—	11,0 10,8	10,9	37,9	34	10	Bis 27. III. 1929 beobachtet

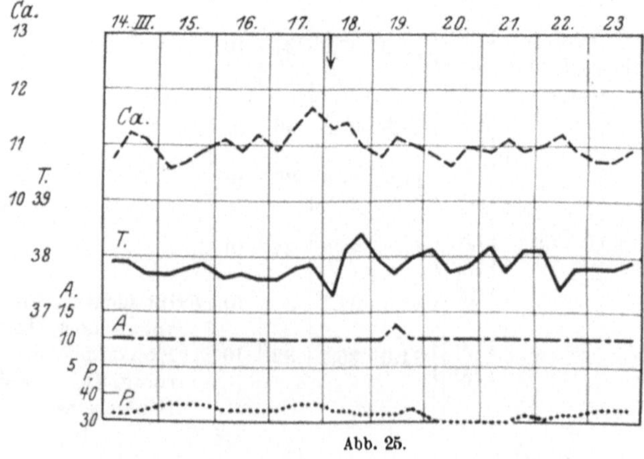

Abb. 25.

Blutkörperchensenkung.

Nach Minuten	14. III.	15. III.	16. III.	17. III.	18. III.	19. III.	20. III.	21. III.	22. III.
5	9,9	10,0	10,0	9,9	9,9	10,0	10,0	9,9	10,0
10	9,7	9,9	9,8	9,8	9,7	9,8	9,8	9,7	9,9
15	9,5	9,8	9,6	9,6	9,5	9,6	9,6	9,4	9,8
20	9,2	9,6	9,3	9,4	9,2	9,4	9,4	9,1	9,6
25	8,8	9,4	9,0	9,1	8,9	9,1	9,0	8,8	9,4
30	8,5	9,2	8,7	8,9	8,6	8,8	8,7	8,5	9,1
35	8,2	9,0	8,4	8,6	8,3	8,5	8,4	8,2	8,8
40	8,0	8,8	8,2	8,4	8,1	8,3	8,1	8,0	8,5
45	7,7	8,6	7,9	8,2	7,8	8,0	7,9	7,7	8,3
24 Std.	3,1	3,6	3,0	3,5	3,2	3,5	3,4	3,8	3,8
Durchschnitt	8,26	8,79	8,39	8,54	8,32	8,50	8,43	8,31	8,72

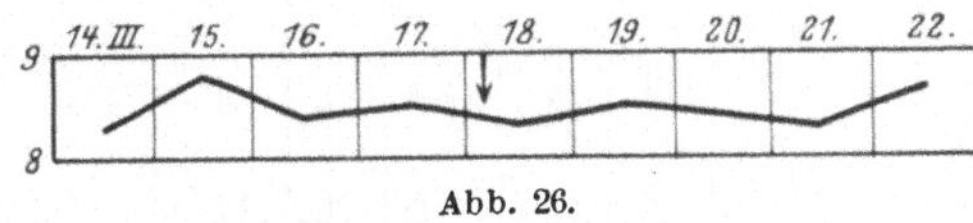

Abb. 26.

Versuchsergebnis.

1. Auf den Tagesdurchschnitt berechnet, betrug der Ca-Spiegel in mg%.

Am 14. III. 1929 11,00 } = durchschnittlich 10,86
am 15. III. 1929 10,73 }
am 16. III. 1929 11,07 = um 1,93% erhöht
am 17. III. 1929 11,30 = um 4,05% erhöht
am 18. III. 1929 11,23 = um 3,41% erhöht
am 19. III. 1929 10,97 = in normalen Grenzen
am 20. III. 1929 10,80 = in normalen Grenzen
am 21. III. 1929 10,97 = in normalen Grenzen
am 22. III. 1929 11,03 = um 0,27% erhöht
am 23. III. 1929 10,77 = in normalen Grenzen.

2. Ein unter der Norm liegender Ca-Spiegelstand war nicht zu beobachten.

3. Die Temperatur unterlag vom 18. III. 1929 bis 22. III. 1929 größeren Schwankungen, die sich von 37,3—38,4 erstreckten.

4. Die Pulsfrequenz war am 20. III. 1929 und am 21. III. 1929 unbedeutend verlangsamt.

5. Die Atmung blieb durch die Eingaben unbeeinflußt.

6. Die Anzahl der appetitlosen Tage betrug 7.

7. Die sonstigen festgestellten Vergiftungserscheinungen hielten vom 18. III. 1929 bis zum 22. III. 1929 mit gleichbleibender Stärke an.

8. Die Senkungsgeschwindigkeit der Blutkörperchen blieb durch die Eingaben unverändert.

Versuch XV.

Versuchspferd. Kennzeichen: Wallach, Wagenpferd, dunkelbraun, Schnippe, Halbmondstern nach links, links blind, hinten beiderseits gefesselt, 18 Jahre alt, 1,55 m Stockmaß, Ernährungszustand gut, 358 kg.

Eingaben: Am 16. III. 1929: 30,0 Phosphorsalze. Am 17. III. 1929: 15,0 Phosphorsalze. Am 18. III. 1929 8 Uhr: 80,0 CCl_4 = 0,22 g pro Kilogramm Körpergewicht.

Datum	Uhrzeit	Eingaben	Ca mg%	Durchschnitt mg%	Temp. Grad	Puls	Atemfrequenz	Vergiftungserscheinungen
1929 14. III.	8	—	11,0 11,0	11,0	38,1	36	10	
	12	—	11,0 11,2	11,1	38,1	36	12	
	17	—	11,0 11,6	11,3	38,2	36	10	
15. III.	8	—	11,0 10,8	10,9	38,0	36	12	
	12	—	10,5 11,5	11,0	38,0	36	14	
	17	—	10,4 11,0	10,7	38,2	36	12	
16. III.	8	15,0 Phosphorsalz	10,6 10,8	10,7	38,1	36	10	
	12	15,0 Phosphorsalz	10,6 11,2	10,9	37,8	36	12	Frißt sehr verzögert, speichelt
	17	—	11,2 —	11,2	37,8	36	12	
17. III.	8	15,0 Phosphorsalz	10,8 11,2	11,0	38,0	36	10	
	12	—	11,0 11,2	11,1	37,6	38	12	Frißt nur $^3/_4$ Ration, speichelt
	17	—	11,2 11,2	11,2	38,4	40	12	
18. III.	8	80,0 CCl_4	11,2 11,4	11,3	37,9	36	12	
	12	—	10,6 11,0	10,8	37,6	36	10	Frißt nichts. Apathisch. Läßt den Kopf stark hängen
	17	—	11,2 10,6	10,9	38,0	36	12	
19. III.	8	—	11,0 —	11,0	38,2	34	10	Frißt $^1/_4$ Ration sehr langsam. Sehr apathisch. Läßt den Kopf hängen. Sehr ruhig. Conjunctiven sind gelblich verfärbt
	12	—	11,2 10,8	11,0	38,2	34	12	
	17	—	11,0 11,4	11,2	38,3	32	10	

Versuch XV (Fortsetzung).

Datum	Uhrzeit	Eingaben	Ca mg%	Durchschnitt mg%	Temp. Grad	Puls	Atemfrequenz	Vergiftungserscheinungen
1929 20. III.	8	—	10,6 10,6	10,6	38,0	34	14	Frißt 1/4 Ration. Hustet wiederholt. Äußerst apathisch. Kot sehr weich geballt. Harn bernsteingelb, dünnflüssig, sauer, trübe, 1,30, mäßig Eiweiß
	12	—	10,6 10,2	10,4	38,1	34	12	
	17	—	10,8 10,0	10,4	38,4	34	12	
21. III.	8	—	10,4 10,6	10,5	38,2	34	12	Frißt nichts. Puls schw. fühlbar. Conjunctiven injiziert u. gelblich. Hustet wiederholt. Äußerst apathisch. Läßt den Kopf hängen
	12	—	10,6 10,6	10,6	38,3	36	12	
	17	—	10,6 —	10,6	38,6	34	12	
22. III.	8	—	10,4 10,2	10,3	39,1	36	10	Frißt nichts. Sehr apathisch. Schildert dauernd. Wiederholter feuchter Husten. Conjunctiven haben gelblichen Schimmer
	12	—	10,0 9,4	9,7	39,2	36	12	
	17	—	10,0 10,4	10,2	39,9	36	14	
23. III.	8	—	10,8 11,0	10,9	39,3	34	14	Frißt 1/8 Ration. Hustet wiederholt. Conjunctiven haben gelblichen Schimmer. Sehr apathisch, läßt den Kopf hängen
	12	—	11,0 —	11,0	38,6	36	14	
	17	—	10,8 11,4	11,1	38,7	36	12	
25. III.	8	—	11,0 11,2	11,1	38,1	36	10	Frißt bis zum 27. III. 1929 sehr schlecht
	12	—	11,2 11,0	11,1	38,2	36	12	
	17	—	10,6 11,2	10,9	38,2	36	12	Bis 27. III. 1929 beobachtet

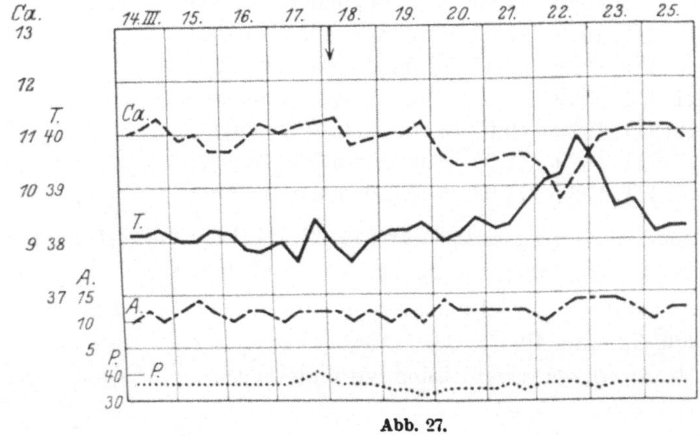

Abb. 27.

Blutkörperchensenkung.

Nach Minuten	14. III.	15. III.	16. III.	17. III.	18. III.	19. III.	20. III.	21. III.	22. III.
5	9,9	9,8	9,7	9,7	9,7	9,7	9,7	9,5	9,9
10	9,4	8,7	8,6	8,9	8,8	8,6	8,6	8,3	9,3
15	8,1	7,4	7,2	7,7	7,1	6,9	6,2	6,4	7,6
20	6,9	5,5	5,5	6,6	5,1	4,8	4,1	4,8	5,6
25	5,8	4,4	4,4	5,5	3,8	3,4	3,5	3,8	4,3
30	4,7	4,0	3,7	4,1	3,5	3,1	3,2	3,5	3,7
35	4,0	3,7	3,2	3,6	3,3	2,9	3,1	3,3	3,5
40	3,5	3,5	2,9	3,3	3,2	2,8	3,0	3,2	3,3
45	3,2	3,3	2,7	3,1	3,1	2,7	2,9	3,1	3,2
24 Std.	2,5	2,5	2,3	2,4	2,5	2,3	2,5	2,8	2,8
Durchschn.	5,80	5,28	5,02	5,49	5,01	4,72	4,68	4,87	5,32

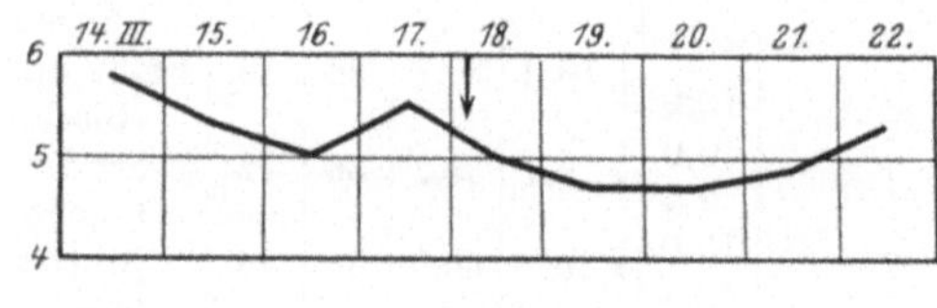

Abb. 28.

Versuchsergebnis.

1. Auf den Tagesdurchschnitt berechnet, betrug der Ca-Spiegel in mg%:

Am 14. III. 1929 11,13 }
am 15. III. 1929 10,87 } = durchschnittlich 11,00
am 16. III. 1929 10,93 = in normalen Grenzen
am 17. III. 1929 11,10 = in normalen Grenzen
am 18. III. 1929 11,00 = in normalen Grenzen
am 19. III. 1929 11,07 = in normalen Grenzen
am 20. III. 1929 10,47 = um 4,82% gesenkt
am 21. III. 1929 10,57 = um 3,91% gesenkt
am 22. III. 1929 10,07 = um 8,45% gesenkt
am 23. III. 1929 11,00 = in normalen Grenzen
am 25. III. 1929 11,03 = in normalen Grenzen.

2. Der tiefste Ca-Spiegelstand war am 22. III. 1929 mit 9,7 mg%.

3. Die Temperatur stieg am 22. III. 1929 auf 39,9 an.

4. Die Anzahl der Pulse schwankte vom 17. III. 1929 bis zum 23. III. 1929 zwischen 32 und 40.

5. Die Atemfrequenz zeigte keine Veränderungen.

6. Die Anzahl der appetitlosen Tage betrug 10.

7. Die übrigen beobachteten Vergiftungserscheinungen waren heftig und hielten vom 18. III. 1929 bis zum 23. III. 1929 an.

8. Die Senkungsgeschwindigkeit der Blutkörperchen zeigte eine geringe Beschleunigung.

Versuch XVI.

Versuchspferd. Kennzeichen: Stute, leichtes Wagenpferd, dunkelbraun, ohne besondere Abzeichen, über 20 Jahre alt, 1,52 m Stockmaß, Ernährungszustand sehr schlecht, 355 kg.

Eingaben: Am 9. IV. 1929: 67,5 ultraviolettbestrahlte Vitaminhefe. Am 10. IV. 1929 8 Uhr: 60,0 CCl_4 = 0,17 g pro Kilogramm Körpergewicht.

Datum	Uhrzeit	Eingaben	Ca mg%	Durchschnitt mg%	Temp. Grad	Puls	Atemfrequenz	Vergiftungserscheinungen
1929 4. IV.	8	—	11,0 11,2	11,1	38,1	40	12	
	12	—	11,4 10,8	11,1	37,9	42	14	
	17	—	11,2 11,4	11,3	38,3	42	14	
5. IV.	8	—	11,0 11,2	11,1	38,2	40	14	
	12	—	11,0 —	11,0	37,9	40	12	
	17	—	10,8 11,6	11,2	38,4	42	14	
9. IV.	8	67,5 Vitaminhefe	11,2 11,4	11,3	38,1	40	12	
	12	—	11,0 11,0	11,0	38,0	44	14	
	17	—	11,6 10,8	11,2	38,3	42	14	
10. IV.	8	60,0 CCl_4	10,6 11,2	10,9	38,0	42	12	
	12	—	10,4 10,6	10,5	38,0	40	12	Verstärkte, glucksende Darmgeräusche
	17	—	10,2 10,6	10,4	38,4	44	12	
11. IV.	8	—	10,0 10,0	10,0	38,6	40	14	Frißt etwas zögernd
	12	—	11,0 10,4	10,7	38,8	42	14	Verstärkte Darmgeräusche
	17	—	10,8 11,2	11,0	39,0	42	12	Conjunctiven haben gelblichen Schimmer

Versuch XVI (Fortsetzung).

Datum	Uhrzeit	Eingaben	Ca mg%	Durchschnitt mg%	Temp. Grad	Puls	Atemfrequenz	Vergiftungserscheinungen
1929 12. IV.	8	—	10,6 11,0	10,8	38,4	40	12	
	12	—	11,6 11,6	11,6	38,2	42	12	Conjunctiven haben gelblichen Schimmer
	17	—	11,0 11,6	11,3	38,4	40	14	
13. IV.	8	—	10,8 11,2	11,0	38,1	40	12	
	12	—	11,2 11,4	11,3	38,0	40	12	
	17	—	11,2 10,8	11,0	38,3	42	14	
14. IV.	8	—	11,0 11,0	11,0	38,0	40	12	
	12	—	10,8 —	10,8	38,0	42	14	
	17	—	10,4 11,0	10,7	38,2	42	14	
15. IV.	8	—	11,0 —	11,0	37,9	40	12	
	12	—	11,0 11,4	11,2	38,1	40	14	
	17	—	10,8 11,4	11,1	38,3	42	12	
16. IV.	8	—	11,0 11,2	11,1	38,1	40	12	
	12	—	11,4 10,8	11,1	38,0	42	14	
	17	—	11,4 11,0	11,2	38,3	42	14	Bis 24. IV. 1929 beobachtet

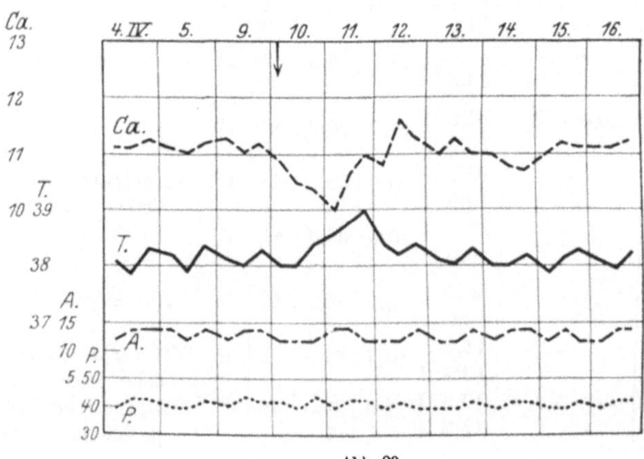

Abb. 29.

Blutkörperchensenkung.

Nach Minuten	5. IV.	9. IV.	10. IV.	11. IV.	12. IV.	13. IV.	14. IV.	15. IV.	16. IV.
5	9,7	9,6	9,6	9,4	9,7	9,7	9,7	9,7	9,8
10	8,1	8,0	8,2	7,9	8,2	8,3	8,6	8,6	8,7
15	5,9	6,0	6,2	5,9	6,3	6,4	7,2	7,0	7,3
20	4,0	4,1	4,3	4,2	4,7	4,8	5,7	5,6	5,6
25	3,3	3,2	3,4	3,5	3,7	3,9	4,6	4,5	4,6
30	3,2	3,1	3,2	3,4	3,5	3,7	3,9	3,9	3,9
35	3,1	3,0	3,1	3,3	3,4	3,6	3,6	3,7	3,6
40	3,0	2,9	3,0	3,2	3,3	3,5	3,5	3,6	3,5
45	2,9	2,9	3,0	3,2	3,3	3,4	3,4	3,5	3,5
24 Std.	2,6	2,5	2,6	2,8	2,9	2,9	3,0	2,9	3,1
Durchschn.	4,58	4,53	4,66	4,68	4,90	5,02	5,32	5,30	5,36

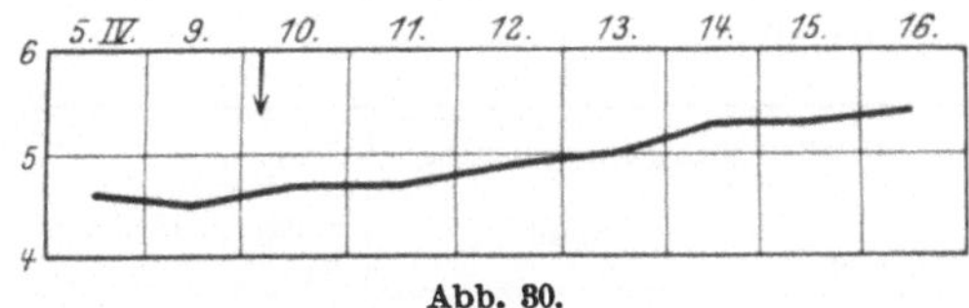

Abb. 80.

Versuchsergebnis.

1. Auf den Tagesdurchschnitt berechnet, betrug der Ca-Spiegel in mg%:

Am 4. IV. 1929 11,17 }
am 5. IV. 1929 11,10 } = durchschnittlich 11,13
am 9. IV. 1929 11,17 = in normalen Grenzen
am 10. IV. 1929 10,60 = um 4,76% gesenkt
am 11. IV. 1929 10,57 = um 5,03% gesenkt
am 12. IV. 1929 11,23 = um 0,90% erhöht
am 13. IV. 1929 11,10 = in normalen Grenzen
am 14. IV. 1929 10,83 = um 2,69% gesenkt
am 15. IV. 1929 11,10 = in normalen Grenzen
am 16. IV. 1929 11,13 = in normalen Grenzen.

2. Der tiefste Ca-Spiegelstand war am 11. IV. 1929 mit 10,0 mg%.
3. Die Temperatur stieg am 11. IV. 1929 auf 39,0 an.
4. Die Pulszahl blieb ohne Veränderungen.
5. Die Atemfrequenz blieb ebenfalls ohne Veränderungen.
6. Die Zahl der appetitlosen Tage betrug 0.
7. Besondere Vergiftungserscheinungen waren nicht zu beobachten.
8. Die Senkungsgeschwindigkeit der Blutkörperchen erfuhr durch die Eingaben eine deutliche Verlangsamung, das Endsediment eine Vergrößerung.

Ergebnis aus den Versuchen XIII—XVI.

Die Resultate aus den Versuchen XIII—XVI ergeben tabellarisch dargestellt folgendes Bild:

Versuch Nr.	CCl₄-Eingaben pro kg Körpergewicht	Dosis	Andere Eingaben	Tagesanzahl mit gesenktem Ca-Spiegel	Tiefste Ca-Senkung in %	Einwirkung auf Temperatur Grad	Puls	Atemfrequenz	Anzahl der appetitlosen Tage
XIII	0,19	50,0	150,0 Chlorcalciumstärke	2	1,83	39,0	verringert	verlangsamt	2
XIV	0,20	80,0	150,0 Chlorcalciumstärke	0	—	erhöht	verringert	—	7
XV	0,22	80,0	45,0 Phosphorsalze	3	8,45	39,9	verringert	—	10
XVI	0,17	60,0	67,5 Vitaminhefe	3	5,03	39,0	—	—	0

Sonstige Vergiftungserscheinungen Dauer in Tagen	Grad	Verhalten der Blutkörperchensenkung
3	schwach	verlangsamt
5	mittelstark	normal
6	sehr heftig	beschleunigt
0	—	verlangsamt

Bei den Versuchen XIII und XIV hatten die Chlorcalciumstärkeeingaben den Blut-Ca-Spiegel in einem Fall ganz, im anderen bis auf einen minimalen Prozentsatz in den physiologischen Schwankungsgrenzen gehalten. Dadurch scheinen im Vergleich zu den Versuchen I bis VII die Temperatur-, Puls- und Atemveränderungen etwas günstig beeinflußt worden zu sein, während dies in bezug auf Appetitlosigkeit und die übrigen Vergiftungserscheinungen nicht festzustellen war.

Da dieses Resultat das Ergebnis aus den Versuchen VIII—XII, daß bei Pferden die durch Tetrachlorkohlenstoffeingaben verursachten Vergiftungserscheinungen allein durch Halten des Blut-Ca-Spiegels auf der Norm nicht wesentlich verringert, bzw. verhindert werden können, voll und ganz bestätigte, sah ich von weiteren gleichgerichteten Versuchen ab.

Bei dem Versuch XV hatte die Verfütterung von Phosphorsalzen vor der Tetrachlorkohlenstoffeingabe eher einen ungünstigen als einen günstigen Einfluß auf die Heftigkeit der Vergiftungserscheinungen ausgeübt.

Der Hefeversuch XVI zeigte ein mäßiges Absinken des Blut-Ca-Spiegels, eine sehr schwache Wirkung der Tetrachlorkohlenstoffeingabe auf die Temperatur-, Puls- und Atemveränderungen und ein gänzliches Ausbleiben von Appetitlosigkeit und sonst beobachteten Vergiftungserscheinungen.

Die Senkungsgeschwindigkeit der Blutkörperchen blieb in einem Fall unverändert, war nach den Eingaben in 2 Fällen verlangsamt und in einem Fall beschleunigt.

Auf Grund des günstigen Resultates aus dem Versuch XVI schien es zu dessen Bestätigung angebracht, weitere Versuche mit ultraviolettbestrahlter Hefefütterung vor der CCl_4-Verabreichung auszuführen.

Zu diesem Zweck unternahm ich die Versuche XVII—XX.

Versuch XVII.

Versuchspferd. Kennzeichen: Wallach, Wagenpferd, lichtbraun, halbe Milchlippe rechts, durchlaufende Blässe, rechts 3, links 2 Kummetdruckflecke, vorn und hinten rechts bekrönt, 18 Jahre alt, 1,66 m Stockmaß, Ernährungszustand schlecht, 450 kg.

Eingaben: Am 16. III. 1929: 45,0 ultraviolettbestrahlte Vitaminhefe. Am 17. III. 1929: 22,5 ultraviolettbestrahlte Vitaminhefe. Am 18. III. 1929 8 Uhr: 80,0 CCl_4 = 0,18 g pro Kilogramm Körpergewicht.

Datum	Uhrzeit	Eingaben	Ca mg%	Durchschnitt mg%	Temp. Grad	Puls	Atemfrequenz	Vergiftungserscheinungen
1929 14. III.	8	—	10,6 11,0	10,8	37,5	34	12	
	12	—	11,0 11,2	11,1	37,6	34	12	
	17	—	11,0 —	11,0	37,6	36	12	
15. III.	8	—	10,4 11,0	10,7	37,4	36	12	
	12	—	10,8 10,6	10,7	37,4	34	10	
	17	—	10,8 10,6	10,7	37,6	34	12	
16. III.	8	22,5 Vitaminhefe	10,4 10,4	10,4	37,5	36	12	
	12	22,5 Vitaminhefe	10,4 11,2	10,8	37,3	34	12	
	17	—	10,6 11,2	10,9	37,8	36	12	
17. III.	8	22,5 Vitaminhefe	10,8 10,2	10,5	37,5	36	12	
	12	—	10,8 10,8	10,8	37,4	34	12	
	17	—	10,8 11,0	10,9	37,7	34	12	
18. III.	8	80,0 CCl_4	10,6 10,4	10,5	37,3	32	10	
	12	—	10,6 10,8	10,7	37,3	32	12	
	17	—	11,0 —	11,0	37,6	32	12	

Versuch XVII (Fortsetzung).

Datum	Uhrzeit	Eingaben	Ca mg%	Durchschnitt mg%	Temp. Grad	Puls	Atemfrequenz	Vergiftungserscheinungen
1929 19. III.	8	—	10,6 11,2	10,9	37,9	32	12	
	12	—	10,6 10,6	10,6	37,7	34	12	Verstärkte Darmgeräusche
	17	—	10,0 10,6	10,3	37,8	34	10	Conjunctiven haben gelblichen Schimmer
20. III.	8	—	10,0 10,2	10,1	37,7	34	12	Frißt $^1/_2$ Ration. Verstärkte, glucksende Darmgeräusche. Kot weich geballt. Conjunctiven haben gelblichen Schimmer
	12	—	10,2 9,8	10,0	37,5	32	12	
	17	—	10,6 10,4	10,5	38,0	32	12	
21. III.	8	—	11,0 —	11,0	37,8	34	12	
	12	—	10,8 10,4	10,6	37,9	34	10	
	17	—	10,8 11,0	10,9	37,8	36	10	
22. III.	8	—	10,4 11,0	10,7	37,8	34	12	
	12	—	10,6 10,6	10,6	37,7	34	12	
	17	—	10,6 11,2	10,9	37,8	36	12	
23. III.	8	—	10,8 10,6	10,7	37,5	36	12	
	12	—	10,6 11,2	10,9	37,5	34	12	
	17	—	11,0 10,8	10,9	37,6	36	12	Bis 28. III. 1929 beobachtet

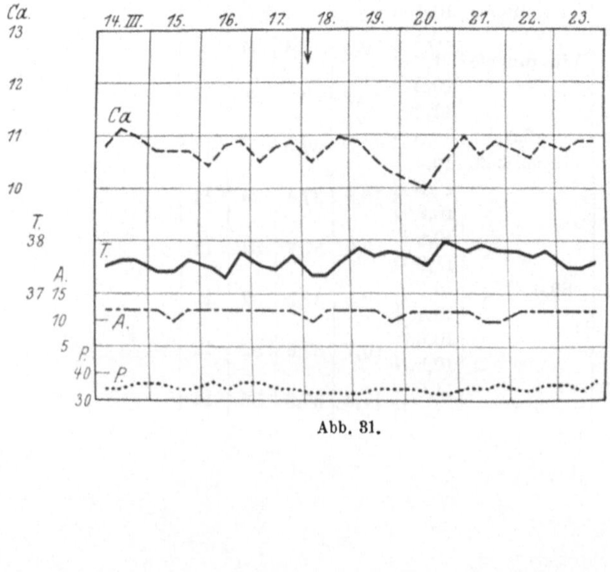

Abb. 31.

Blutkörperchensenkung.

Nach Minuten	14. III.	15. III.	16. III.	17. III.	18. III.	19. III.	20. III.	21. III.	22. III.
5	9,9	9,8	9,9	9,7	9,8	9,7	9,9	9,9	10,0
10	9,3	9,4	9,4	9,2	9,3	9,2	9,5	9,5	9,7
15	8,5	8,5	8,6	8,5	8,6	8,5	8,9	8,9	9,1
20	7,7	7,6	7,8	7,8	7,9	7,8	8,3	8,3	8,5
25	6,8	6,7	7,1	7,2	7,3	7,2	7,7	7,7	7,8
30	6,1	6,0	6,4	6,6	6,6	6,6	7,0	7,2	7,2
35	5,4	5,1	5,8	6,1	6,1	6,2	6,5	6,7	6,7
40	4,9	4,5	5,3	5,6	5,6	5,7	5,9	6,3	6,1
45	4,4	4,1	4,8	5,1	5,1	5,3	5,4	5,9	5,6
24 Std.	2,5	2,6	2,4	2,4	2,5	2,9	3,0	3,2	3,0
Durchschn.	6,55	6,43	6,75	6,82	6,88	6,91	7,21	7,36	7,37

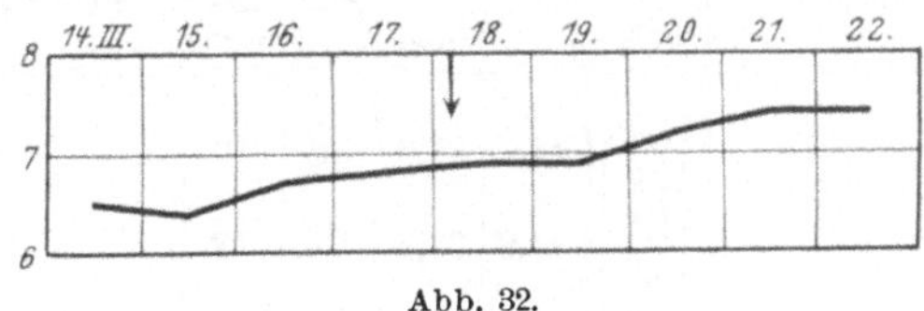

Abb. 32.

Versuchsergebnis.

1. Auf den Tagesdurchschnitt berechnet, betrug der Ca-Spiegel in mg%:

Am 14. III. 1929	10,97	} = durchschnittlich 10,83	
am 15. III. 1929	10,70		
am 16. III. 1929	10,70	= in normalen Grenzen	
am 17. III. 1929	10,73	= in normalen Grenzen	
am 18. III. 1929	10,73	= in normalen Grenzen	
am 19. III. 1929	10,60	= um 2,12% gesenkt	
am 20. III. 1929	10,20	= um 5,82% gesenkt	
am 21. III. 1929	10,83	= in normalen Grenzen	
am 22. III. 1929	10,73	= in normalen Grenzen	
am 23. III. 1929	10,83	= in normalen Grenzen.	

2. Der tiefste Ca-Spiegelstand war am 20. III. 1929 mit 10,00 mg%.

3. Die Temperatur wurde durch die CCl_4-Eingabe unbedeutend erhöht.

4. Die Pulszahl zeigte eine unwesentliche Erniedrigung der Pulsfrequenz.

5. Der Atem blieb ohne Veränderung.

6. Die Zahl der appetitlosen Tage betrug 1.

7. Die übrigen festgestellten Vergiftungserscheinungen traten nur an einem Tage auf und waren äußerst schwach.

8. Die Senkungsgeschwindigkeit der Blutkörperchen erfuhr durch die Eingaben eine deutliche Verlangsamung, das Endsediment eine beachtliche Vergrößerung.

Versuch XVIII.

Versuchspferd. Kennzeichen: Stute, leichtes Wagenpferd, dunkelbraun, Strichschnippe, unterbrochene Blässe, links 1 Satteldruckfleck, 18 Jahre alt, 143 m Stockmaß, Ernährungszustand mäßig schlecht, 345 kg.

Eingaben: Am 9. IV. 1929: 180,0 ultraviolettbestrahlte Vitaminhefe. Am 10. IV. 1929, 8 Uhr: 100,0 CCl_4 = 0,29 g pro Kilogramm Körpergewicht.

Datum	Uhrzeit	Eingaben	Ca mg%	Durchschnitt mg%	Temp. Grad	Puls	Atemfrequenz	Vergiftungserscheinungen
1929 4. IV.	8	—	11,4 12,0	11,7	37,9	38	10	
	12	—	11,6 12,0	11,8	37,8	38	12	
	17	—	12,0 12,0	12,0	38,0	36	10	
5. IV.	8	—	11,6 12,0	11,8	37,9	36	10	
	12	—	11,8 12,0	11,9	38,1	38	12	
	17	—	11,8 12,4	12,1	38,1	38	10	
9. IV.	8	180,0 Vitaminhefe	12,2 11,6	11,9	37,9	36	12	
	12	—	12,0 11,8	11,9	37,7	40	10	
	17	—	11,4 12,0	11,7	37,9	36	10	
10. IV.	8	100,0 CCl_4	11,8 12,0	11,9	37,9	36	10	
	12	—	11,4 —	11,4	38,1	36	10	Verstärkte Darmgeräusche, häufiger Kotabsatz. Conjunctiven haben gelblich. Schimmer
	17	—	10,4 10,8	10,6	37,7	36	10	
11. IV.	8	—	10,8 11,0	10,9	37,9	36	12	
	12	—	11,0 11,0	11,0	37,7	38	12	
	17	—	10,6 10,8	10,7	38,1	36	10	Conjunctiven haben gelblichen Schimmer

Versuch XVIII (Fortsetzung).

Datum	Uhrzeit	Eingaben	Ca mg%	Durchschnitt mg%	Temp. Grad	Puls	Atemfrequenz	Vergiftungserscheinungen
1929 12. IV.	8	—	11,2 12,0	11,6	37,8	36	12	
	12	—	11,8 12,2	12,0	38,1	36	12	Conjunctiven haben gelblichen Schimmer
	17	—	12,2 12,6	12,4	37,9	36	12	
13. IV.	8	—	11,8 12,0	11,9	37,9	36	10	
	12	—	11,8 —	11,8	38,1	38	10	
	17	—	11,4 11,8	11,6	38,1	36	12	
14. IV.	8	—	11,8 11,8	11,8	37,9	36	12	
	12	—	11,8 —	11,8	37,8	36	10	
	17	—	11,8 12,0	11,9	37,9	36	10	
15. IV.	8	—	12,2 12,0	12,1	37,9	38	12	
	12	—	11,6 12,2	11,9	38,0	36	12	
	17	—	11,6 12,0	11,8	38,1	36	10	Bis 4. V. 1929 beobachtet

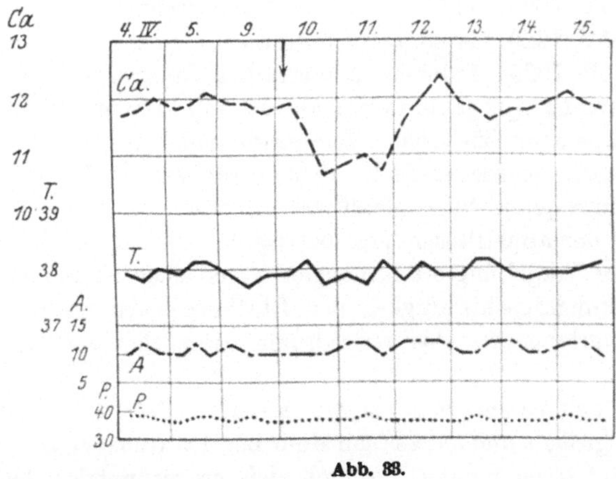

Abb. 83.

Blutkörperchensenkung.

Nach Minuten	5. IV.	9. IV.	10. IV.	11. IV.	12. IV.	13. IV.	14. IV.	15. IV.
5	9,8	9,8	9,6	9,6	9,6	9,9	9,9	9,8
10	8,7	9,3	8,7	8,9	8,8	9,4	9,4	9,3
15	7,4	8,4	7,7	8,1	7,8	8,5	8,7	8,4
20	6,0	7,6	6,8	7,3	6,9	7,8	8,0	7,7
25	5,0	6,9	6,1	6,6	6,1	7,0	7,3	7,0
30	4,0	6,1	5,4	5,9	5,4	6,3	6,6	6,3
35	3,4	5,5	4,8	5,4	4,8	5,6	6,1	5,8
40	3,0	5,0	4,3	4,9	4,3	5,0	5,6	5,3
45	2,8	4,5	3,9	4,5	3,8	4,4	5,1	4,9
24 Std.	2,3	2,2	2,6	2,8	2,6	2,5	2,7	2,5
Durchschnitt	5,24	6,53	5,99	6,40	6,01	6,64	6,94	6,70

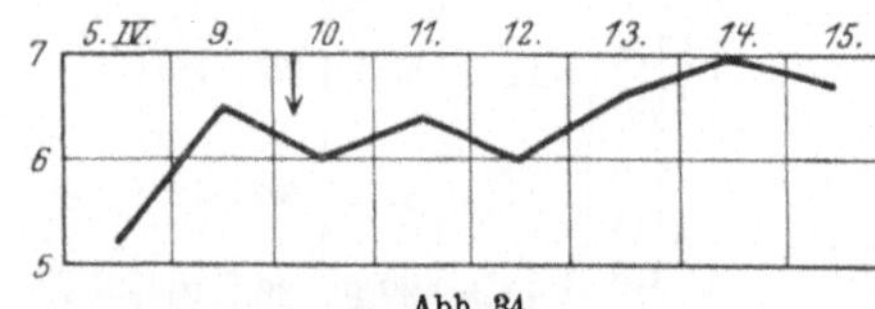

Abb. 84.

Versuchsergebnis.

1. Auf den Tagesdurchschnitt berechnet, betrug der Ca-Spiegel in mg%:

Am 4. IV. 1929 11,83 }
am 5. IV. 1929 11,93 } = durchschnittlich 11,88
am 9. IV. 1929 11,83 = in normalen Grenzen
am 10. IV. 1929 11,30 = um 4,88% gesenkt
am 11. IV. 1929 10,87 = um 8,50% gesenkt
am 12. IV. 1929 12,00 = um 1,01% erhöht
am 13. IV. 1929 11,77 = um 0,92% gesenkt
am 14. IV. 1929 11,83 = in normalen Grenzen
am 15. IV. 1929 11,93 = in normalen Grenzen.

2. Der tiefste Ca-Spiegelstand war am 10. IV. 1929 mit 10,6 mg%.
3. Die Temperatur blieb ohne Veränderungen.
4. Die Pulszahl wurde ebenfalls nicht verändert.
5. Die Atemfrequenz blieb gleichfalls unverändert.
6. Die Zahl der appetitlosen Tage betrug 0.
7. Besondere Vergiftungserscheinungen waren nicht zu beobachten.
8. Die Senkungsgeschwindigkeit der Blutkörperchen wurde durch die Eingaben verlangsamt, das Endsediment deutlich vergrößert.

Da sich bei den Versuchen XVII und XVIII das Verhalten des Blut-Ca-Spiegels im großen und ganzen mit dem bei den früheren Versuchen übereinstimmend gezeigt hatte, erachtete ich es für nutzlos, bei den weiteren Versuchen den Ca-Spiegel mit zu beobachten. Bei den folgenden Versuchen XIX und XX fanden keine Blutentnahmen mehr statt.

Versuch XIX.

Versuchsmaultier. Kennzeichen: Wallach, dunkelbraun, zahlreiche Satteldruckflecke beiderseits, sonst ohne besondere Abzeichen, über 24 Jahre alt, 1,58 m Stockmaß, Ernährungszustand schlecht, 362 kg.

Eingaben: Am 27. IV. 1929: 150,0 ultraviolettbestrahlte Vitaminhefe. Am 28. IV. 1929, 8 Uhr: 100,0 CCl_4 = 0,29 g pro Kilogramm Körpergewicht.

Datum	Uhrzeit	Eingaben	Temp. Grad	Puls	Atemfrequenz	Vergiftungserscheinungen
1929	8	—	37,8	48	12	
26. IV.	13	—	37,9	46	14	
	17	—	38,3	48	14	
27. IV.	8	150,0 Vitaminhefe	38,1	48	14	
	13	—	38,1	48	12	
	17	—	38,3	48	14	
28. IV.	8	100,0 CCl_4	37,8	46	12	
	13	—	38,0	48	12	Frißt etwas zögernd, verstärkte Darmgeräusche
	17	—	38,1	50	14	
29. IV.	8	—	38,8	54	12	
	13	—	39,5	62	14	Conjunctiven sind gelblich-grün
	17	—	39,3	62	14	
30. IV.	8	—	38,1	60	14	
	13	—	38,2	52	12	
	17	—	38,4	48	14	
1. V.	8	—	37,8	48	12	
	13	—	38,2	46	12	Conjunctiven haben gelblichen Schimmer
	17	—	38,8	48	14	
2. V.	8	—	39,9	52	14	
	13	—	39,5	56	14	Sehr ruhig, frißt etwas zögernd
	17	—	39,2	56	14	Conjunctiven haben gelbgrünen Schimmer
3. V.	8	—	38,4	48	14	
	13	—	38,5	48	14	
	17	—	38,4	48	12	
4. V.	8	—	37,8	46	12	
	13	—	38,0	48	12	
	17	—	38,2	48	14	Bis 5. V. 1929 beobachtet

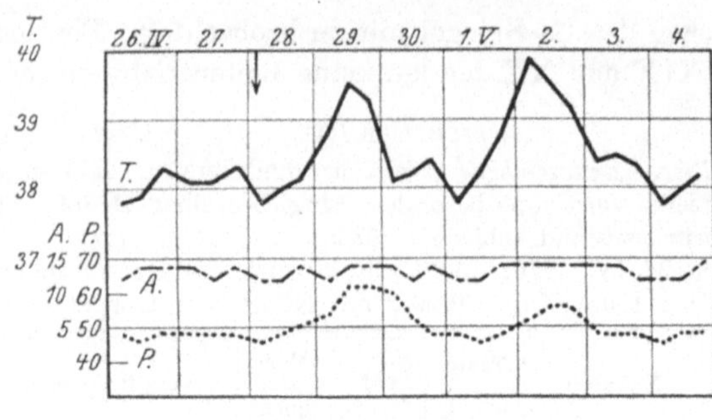

Abb. 35.

Versuchsergebnis.

1. Die Temperatur stieg am 29. IV. 1929 auf 39,5 an, am 2. V. 1929 auf 39,9.
2. Die Anzahl der Pulse war am 29. IV. 1929 auf 62, am 2. V. 1929 auf 56 erhöht.
3. Die Atemfrequenz blieb unbeeinflußt.
4. Die Zahl der appetitlosen Tage betrug 0.
5. Besondere Vergiftungserscheinungen waren an einem Tage nur schwach zu beobachten.

Versuch XX.

Versuchspferd. Kennzeichen: Wallach, Panje, Braunschimmel, links 1 Kummetdruckfleck, sonst ohne besondere Abzeichen, 18—20 Jahre alt, 1,41 m Stockmaß, Ernährungszustand gut, 342 kg.

Eingaben: Am 27. IV. 1929: 150,0 ultraviolettbestrahlte Vitaminhefe. Am 27. IV. 1929, 8 Uhr: 100,0 CCl_4 = 0,29 g pro Kilogramm Körpergewicht.

Datum	Uhrzeit	Eingaben	Temp. Grad	Puls	Atemfrequenz	Vergiftungserscheinungen
1929	8	—	37,5	36	12	
25. IV.	13	—	37,7	36	10	
	17	—	37,9	38	12	
26. IV.	8	—	37,4	36	10	
	13	—	37,7	36	12	
	17	—	38,1	38	12	
27. IV.	8	150,0 Vitaminhefe 100,0 CCl_4	37,8	36	12	
	13	—	38,7	40	8	Sehr ruhig, liegt am Tage viel
	17	—	38,3	40	10	Darmgeräusche verstärkt
28. IV.	8	—	38,0	36	12	
	13	—	38,1	36	10	Conjunctiven haben gelblichen Schimmer
	17	—	38,5	38	12	

Versuch XX (Fortsetzung).

Datum	Uhr-zeit	Eingaben	Temp. Grad	Puls	Atem-frequenz	Vergiftungserscheinungen
1929	8	—	38,3	36	12	
29. IV.	13	—	38,5	38	12	Conjunctiven haben gelblichen Schimmer
	17	—	39,2	38	12	
30. IV.	8	—	38,5	36	12	
	13	—	39,3	38	10	
	17	—	39,8	38	12	
1. V.	8	—	38,7	38	10	
	13	—	38,9	38	12	
	17	—	39,0	38	12	
2. V.	8	—	38,0	36	12	
	13	—	38,0	38	10	
	17	—	38,1	38	12	
3. V.	8	—	37,6	36	10	
	13	—	37,7	36	12	
	17	—	37,9	38	12	Bis 5. V. 1929 beobachtet

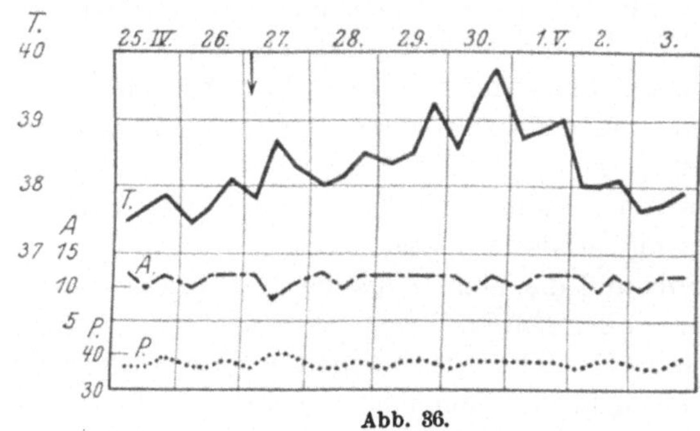

Abb. 36.

Versuchsergebnis.

1. Die Temperatur war vom 27. IV. 1929 bis 2. V. 1929 durchweg erhöht und erreichte am 30. IV. 1929 eine Höhe von 39,8.

2. Die Anzahl der Pulse war am 27. IV. 1929 unbedeutend erhöht.

3. Die Atemfrequenz verlangsamte sich am 27. IV. 1929 bis zu 8 Atemzügen.

4. Die Anzahl der appetitlosen Tage betrug 0.

5. Besondere Anzeichen einer Vergiftung waren nur sehr schwach ausgeprägt.

Ergebnis aus den Versuchen XVII—XX.

Die Resultate aus den Versuchen XVII—XX ergeben tabellarisch dargestellt folgendes Bild:

Versuch Nr.	CCl_4-Eingaben pro kg Körpergewicht	CCl_4-Eingaben Dosis	Vitaminhefefütterung	Tagesanzahl mit gesenktem Ca-Spiegel	Tiefste Ca-Senkung in %	Einwirkung auf Temperatur Grad	Einwirkung auf Puls	Einwirkung auf Atemfrequenz	Anzahl der appetitlosen Tage
XVII	0,18	80,0	67,5	2	5,82	erhöht	verringert	—	1
XVIII	0,29	100,0	180,0	3	8,50	—	—	—	0
XIX	0,29	100,0	150,0	—	—	39,9	62	—	0
XX	0,29	100,0	150,0	—	—	39,8	vermehrt	verlangsamt	0

Sonstige Vergiftungserscheinungen Dauer in Tagen	Sonstige Vergiftungserscheinungen Grad	Verhalten der Blutkörperchensenkung
1	sehr schwach	verlangsamt
0	—	verlangsamt
1	schwach	—
1	sehr schwach	—

Im Vergleich zu den Vorversuchen erschien bei dieser Versuchsgruppe der Blut-Ca-Spiegel weniger stark gesenkt.

Die Temperatur-, Puls- und Atemveränderungen schienen stark abgeschwächt, wenn auch nicht ganz ausgeschaltet. Hierzu möchte ich darauf hinweisen, daß der Versuch XIX (Puls 62) an einem Maultier vorgenommen wurde, wodurch die Temperatur- und Pulszahlen eine gesonderte Wertung erfahren müssen.

Das Sensorium und die Freßlust blieben im Gegensatz zu den früheren Versuchen voll erhalten.

Die Dauer und Heftigkeit der übrigen beobachteten Vergiftungserscheinungen waren auf ein Minimum abgekürzt und verringert.

Die Senkungsgeschwindigkeit der Blutkörperchen war in 2 Fällen nach den Eingaben verlangsamt.

Die Versuche XVII—XX haben somit übereinstimmend mit Versuch XVI gezeigt, daß die ultraviolett bestrahlte Vitaminhefe (Chemische Fabrik Berlin-Marienfelde) eine wesentliche Abschwächung der nach Tetrachlorkohlenstoffeingaben auftretenden Vergiftungserscheinungen bewirkt.

Zu diesem Ergebnis verweise ich bezüglich der ausbleibenden Appetitlosigkeit bei den Versuchstieren auf die allgemein bekannte Tatsache, daß Hefe appetitanregend wirkt. Es liegt weiterhin nahe anzunehmen, daß das verminderte Absinken des Blut-Ca-Spiegels durch die ultraviolette Bestrahlung der Hefe bewirkt wird. Ich verweise hierzu auf die diese Annahme bestätigenden Angaben folgender Autoren: *Gates* and

Grant (1927), *Henderson* and *Magee* (1926), *Hess* and *Sherman* (1927), *Wellmann* (1928), *Zunz et La Barre* (1927).

Zusammenfassung der Ergebnisse.

I. Vergiftungserscheinungen.

1. An Tetrachlorkohlenstoff-Vergiftungserscheinungen bei Pferden sind zu beobachten: Apathie, Appetitlosigkeit, vermehrter Durst, Kolikerscheinungen, Tremor, Schwellungen, Schmerzanzeichen, Temperaturschwankungen, Veränderung der Puls- und Atemfrequenz, Husten, Diarrhöe, Ikterus, Auftreten von Eiweiß im Harn.
2. Die Vergiftungserscheinungen halten bis zu 10 Tagen an.
3. Der Grad der Vergiftungserscheinungen zeigt nicht immer ein Abhängigkeitsverhältnis von der Höhe der Tetrachlorkohlenstoffdosis.

II. Blutcalciumspiegel.

1. Der Blutcalciumspiegel, auf den Tagesdurchschnitt berechnet, sinkt nach Tetrachlorkohlenstoffeingaben in Dosen von 0,15 g bis 0,33 g pro Kilogramm Körpergewicht um 4,0—14,56%.
2. Der tiefste Ca-Spiegelstand, auf den Tagesdurchschnitt berechnet, ist in 6 Fällen am 2. Tage, in 8 Fällen am 3. Tage, in 2 Fällen am 4. Tage und in 1 Fall am 5. Tage nach der Tetrachlorkohlenstoffeingabe zu beobachten gewesen.
3. Ein bestimmtes Abhängigkeitsverhältnis von dem Grad der Blut-Ca-Spiegelsenkung zur Höhe der Tetrachlorkohlenstoffdosis ist nicht zu erkennen.

III. Zusammenhang zwischen Vergiftungserscheinungen und Blutcalciumspiegel.

1. Die Vergiftungserscheinungen, besonders die Temperatur-, Puls- und Atemveränderungen, fallen in der Hauptsache in die Zeit des verminderten Blut-Ca-Spiegels.
2. Die Dauer und Heftigkeit der Vergiftungserscheinungen richten sich keineswegs nach dem Grad der Blut-Ca-Spiegelsenkung.
3. Es kann somit zwischen beiden lediglich ein zeitlicher und kein ursächlicher Zusammenhang bestehen.

IV. Abschwächung der Vergiftungserscheinungen.

1. Durch größere Gaben von „Vitakalk“ vor der Tetrachlorkohlenstoffverabreichung wird ein weniger starkes Absinken des Blut-Ca-Spiegels erreicht, während die Vergiftungserscheinungen keine günstige Beeinflussung erfahren.
2. Durch Verfütterung einer ausreichenden Menge von Chlorcalciumstärke (Chemische Fabrik Berlin-Marienfelde) vor der Tetrachlorkohlen-

stoffeingabe wird ein Sinken des Blut-Ca-Spiegels völlig verhindert, Temperatur, Puls- und Atemfrequenz werden günstig beeinflußt, während alle übrigen Vergiftungserscheinungen unvermindert auftreten.

3. Die Verfütterung von ultraviolett bestrahlter Vitaminhefe vor der Tetrachlorkohlenstoffeingabe schwächt das Absinken des Blut-Ca-Spiegels ab und verringert die Dauer und Heftigkeit aller Vergiftungserscheinungen beträchtlich.

V. Blutkörperchensenkungsgeschwindigkeit.

In der Mehrzahl der Fälle bewirkt eine Tetrachlorkohlenstoffeingabe eine Verlangsamung der Senkungsgeschwindigkeit der Blutkörperchen und eine Vergrößerung des Endsediments.

Schrifttum.

[1] *Abderhalden, E.*, Lehrbuch der Physiologie. 2. Teil. 1925, S. 55. — [2] *Adler, S.*, Carbon tetrachloride in Filariasis. Ann. trop. Med. **17**, Nr 3, 427—519 (1923). — [3] *Allen, J. A.*, The efficiency of carbon tetrachloride against hookworms in the silver black fox. J. amer. vet. med. Assoc. **14**, Nr 1, 31—37 (1922). — [4] *Anderson, Grace H.*, Der Ca- und P-Gehalt des Blutes von normalen und rachitischen Kindern. Brit. J. Childr. Dis. **21**, Nr 241—243, 33—48 u. Nr 244/46, 107—111 (1924). — [5] *Andrews, E.*, Trial of tetrachloride of carbon as an anaesthetic. Dangerous effects. Chicago med. Exam. **8**, Nr 12, 720—721 (1867). — [6] *Bachmann, Franz,* u. *Karl Bahn,* Über die Beeinflussung der Blutkörperchensenkung durch Calcium und Calciumchlorid. Z. exper. Med. **43**, H. 1/2, 170—174 (1924). — [7] *Bais, W. J.*, Tetrachloorkoolstof als mijnwormmiddel. Geneesk. Tijdschr. Nederl.-Indie **62**, H. 3, 381—393 (1922). — [8] *Bais, J. W.*, Over de beteeknis van tetrachloorkoolstof voor de bestrijding der mijnwormziekte in het groot, en over giftigheid van dit middel. Geneesk. Tijdschr. Nederl.-Indie **64**, H. 1, 151—178 (1924). — [9] *Blanchetière, A.*, et *Brocq-Rousseau,* Sur la composition du sérum de cheval et les modifications qu'y apporte la saignèe. C. r. Soc. Biol. Paris **95**, Nr 27, 616—617 (1926). — [10] *De Blieck, L.*, u. *E. A. R. F. Baudet,* Tetrachloorkoolstof als middel tegen Gastrophiluslarven, Ascaris, Strongyliden en Oxyuren bei het paard. Tijdschr. voor Diergeneesk. **50**, H. 1, 1—10 (1923). — [11] *De Blieck, L.*, u. *E. A. R. F. Baudet* Tetrachloorkoolstof als Wormmiddel bij paarden. Tijdschr. voor Diergeneesk. **51**, H. 7, 257—262 (1924). — [12] *Blum, Léon, Delaville* et *van Caulaert,* Untersuchungen über die Mineralbestandteile des Blutes in einem Falle von Osteomalacie. C. r. soc. Biol. Paris **91**, Nr 26, 599—601 (1924). — [13] *Brummer, K.*, Die elektrischen Ladungen der Erythrocyten als Hauptfaktor der Ursache der Senkungsgeschwindigkeit. Strahlenther. **22**, H. 2, 322—326 (1926). — [14] *Cadbury, W. W.*, Carbon tetrachloride in the treatment of uncinariasis. Amer. J. Hyg. **4**, Nr 1, 13—21 (1924). — [15] *Chandler, A. C.*, and *R. N. Chopra,* The toxicity of carbon tetrachloride to cats. A warning. Indian med. Gaz. **60**, Nr 9, 406—407 (1925). — [16] *Chopra, R. N.*, u. *J. B. McVail,* Carbon tetrachloride in pharmakology and therapeutics. Indian med. Gaz. **58**, Nr 10, 451—463 (1923). — [17] *Curtice, C.*, Th effect of a year's treatment with carbon tetrachlorid on a flock of sheep. N. amer. Veterinarian **6**, Nr 5, 37—38 (1925). — [18] *Demnitz, A.*, Über die Eignung des Chlorkohlenstoffs als Wurmmittel beim Pferde. Dtsch. tierärztl. Wschr. **31**, Nr 52, 573—575 (1923). — [19] *Devulder, Etienne,* La sédimentation spontanée du sang chez les animaux domestiques. J. Méd. vét. **72**, Juli-H., 438 (1926) .— [20] *Docherty, J. F.*, Value af carbon tetra-

chloride as an antihelmintic. J. amer. med. Assoc. **81**, Nr 6, 454—455 (1923). — [21] *Ernst, Wilh.*, „Egelin“ gegen Leberfäule der Schafe. Münch. tierärztl. Wschr. **77**, Nr 51, 770—771 (1926). — [22] *Friedemann, Norbert*, Über den Einfluß verschiedener physiologischer Momente auf die Senkungsgeschwindigkeit und das Endsediment der roten Blutzellen gesunder Pferde. Berlin. Diss. 1924. — [23] *Fühner, H.*, Die Wirkungsstärke von Chloroform und Tetrachlorkohlenstoff. Arch. f. exper. Path. **97**, 86—112 (1923). — [24] *Fülleborn, F.*, Über Tetrachlorkohlenstoff als Anthelminthicum. Arch. Schiffs- u. Tropenhyg. **27**, 280—286. (1923). — [25] *Gates, Frederick L.*, and *J. H. B. Grant*, Experimental observations on irradiated, normal, and partially parathyroidectomited rabbits. I. The effects of partial parathyroidectomy. J. of exper. Med. **45**, Nr 1, 115—124 (1927). — [26] *Ginsburg, P.*, Zur Frage der Einwirkung des Digalens auf den Calcium- und Kaliumgehalt des Blutserums. Arch. f. exper. Path. **128**, 126—132 (1928). — [27] *Hall, M. C.*, Carbon tetrachloride for the removal of parasitic worms, especially hookworms. J. agricult. Res. **21**, Nr 2, 157—175 (1921). — [28] *Hall, M. C.*, The use of carbon tetrachlorid for the removal of hookworms. J. amer. med. Assoc. **77**, 1641—1643 (1921). — [29] *Hall, M. C.*, Carbon tetrachloride as an anthelmintic. Amer. J. trop. Med. **2**, Nr 5, 373—380 (1922). — [30] *Hall, M. C.*, Diagnosis and treatment of internal parasites. 2. Aufl. Verl. Veter. medic. Chicago Ill. 1923. — [31] *Hall, Maurice C.*, Recent devolopments on the use of carbon tetrachlorid. N. amer. Veterinarian **8**, Nr 11, 49—53 (1927). — [32] *Hall, M. C.*, u. *J. E. Shillinger*, The treatment of a flock of sheep for one year with carbon tetrachlorid. N. amer. Veterinarian **6**, Nr 5, 31—36 (1925). — [33] *Hampton, G.*, Use of carbon tetrachlorid for removal of hookworms in human beings. Amer. J. trop. Med. **2**, Nr 5, 381—387 (1922). — [34] *Henderson, McAskill, John* and *Hugh Edward Magee*, The effect of ultraviolet light on the calcium and phosphorus metabolism of the lactating animal. Biochemic. J. **20**, Nr 2, 263—373 (1926). — [35] *Hess, Alfred F.*, and *Elizabeth Sherman*, The effect of irradiated cholesteral on the phosphorus and calcium balance. J. of biol. Chem. **73**, Nr 1, 145—151 (1927). — [36] *Hess, Julius H.*, *Joseph K. Calvin*, *Che Chi Wang* and *Augusta Felcher*, Ca- und P-Bestimmung im Blutplasma bei Rachitis und Tetanie. Amer. J. Dis. Childr. **26**, Nr 3, 271—279 (1923). — [37] *Höppli, R.*, und *A. Kessler*, Zur Frage der Giftigkeit von Tetrachlorkohlenstoff. Arch. Schiffs- u. Tropenhyg. **28**, 205—210 (1924). — [38] *Hupka, E.*, Hexachloräthan, Tetrachloräthylen und Tetrachlorkohlenstoff in der Behandlung der Leberegelseuche. Tierärztl. Rdsch. **34**, Nr 11, 206—207. — (1928). — [39] *Johnen, F. J.*, u. *M. Zunker*, Univerm als Spulwurmmittel bei Pferden. Tierärztl. Rdsch. **32**, Nr 52, 919—921 (1926). — [40] *Jones, T. H.*, A note on the treatment of liver Rot of Cattle with carbon Tetrachloride. Vet. Rec. **8**, Nr 14, 296—271 (1928). — [41] *Kehrer, J. K. W.*, Nog eenige beschouwingen over CCl_4 als mijnwormmiddel. Geneesk. Tijdschr. Nederl.-Indië **64**, Nr 3, 536—541 (1924). — [42] *Kiessig, W.*, Über die Behandlung der Leberegelkrankheit der Schafe. Dtsch. tierärztl. Wschr. **35**, Nr 13, 203—206 (1927). — [43] *Kitayama, Kaichiro*, Beiträge zur Kenntnis des Calciumstoffwechsels. Okayama-Igakkia-Zasshi (jap.) **1927**, Nr 444, 1—29. — [44] *Koechig, Irene*, Der Calciumgehalt des Blutes unter pathologischen Bedingungen. J. Labor. a. clin. Med. **9**, Nr 10, 679—685. — [45] *Kouwenaar, W.*, Tetrachloorkoolstof als wormmiddel. Geneesk. Tijdschr. Nederl.-Indië **65**, 646 (1925). — [46] *Kylin, Eskil*, Über Blutkalkspiegel bei der essentiellen Hypertonie. Vorl. Mitt. Zbl. inn. Med. **45**, Nr 24, 471—473 (1924). — [47] *Kylin, Eskil*, Blut-Kalkstudien. II. Mitt. Ca-Gehalt im Blutserum während der Menstruation. Z. exper. Med. **43**, H. 1—2, 50—52 (1924). — [48] *Kylin, E.*, u. *B. Silfversvärd*, Blut-Kalkstudien. I. Mitt.: Technik. Physiologische Blutkalkwerte. Z. exper. Med. **43**, H. 1—2, 47—50 (1924). — [49] *Lake, G. C.*, Carbon tetrachloride. A drug proposed for the removal of hookworms with special reference to its toxicity for monkeys when given by stomach tube in repeated doses. Publ. Health Rep. **37**, Nr 19, 1123 bis 1126 (1922). — [50] *Lambert, S. M.*, Carbon tetrachlorid in the treatment of hookworm disease, observation on 50000 cases. J. amer. med. Assoc. **80**, Nr 8, 526 bis 528 (1923). — [51] *Lamson, P. D.*, u. Mitarbeiter, The pharmacology and toxicology of carbon tetrachloride. J. of Pharmacol. **22**, Nr 4, 215—288 (1923). — [52] *Lasch, Fritz*, u. *Karl Neumayer*, Über Resorption von Calcium bei peroraler Verabreichung. Biochem. Z. **174**, H. 4/6, 333—340 (1926). — [53] *Leach, C. N.*, Carbon tetrachloride in the treatment of hookworm disease. J. amer. med. Assoc. **78**, 1789—1790 (1922). — [54] *Leites, S.*, Die endokrinen Drüsen und der Blutkalk. Biochem. Z. **150**, H. 3/4, 183—194 (1924). — [55] *Meyer, J. R.*, and *S. B. Pessoa*, A study on the toxicity of carbon tetrachloride. Amer. trop. J. Med. **3**, 177—196 (1923). — [56] *Minot, Anne S.*, The effect of calcium on the toxicity of carbon tetrachloride in dogs. Amer. J. Physiol. **81**, Nr 2, 502. — [57] *Minot, S.*, The relation of calcium to the toxicity of carbon tetrachloride in dogs. Proc. Soc. exper. Biol. a. Med. **24**, Nr 6, 617—620 (1927). — [58] *Mirvish, Louis*, Calcium metabolism and the effect upon the calcium blood-level of the parathyroid and ovarian hormones. S. afric. med. Rec. **24**, Nr 19, 419 bis 427 (1926). — [59] *Montgomery, R. F.*, Some miszellaneous observations on the anthelmintic value of carbon tetrachloride in sheep. Vet. J. **82**, Nr 12, 583 (1926). — [60] *Nicholls, L.*, u. *G. G. Hampton*, Treatment of human hookworm infection with carbon tetrachloride. Brit. med. J. **1922**, 8—11. — [61] *Nöller, W.*, *A. Gluschke* u. *F. Schmid*, Versuche mit Leberegelmitteln mit besonderer Berücksichtigung des Tetrachlorkohlenstoffs. Münch. tierärztl. Wschr. **77**, Nr 21—24; Nr 21, 261 bis 265, Nr 22, 277—280, Nr 23, 296—300, Nr 24, 309—312. — [62] *Nöller, W.*, u. *F. Schmid*, Versuche über die Wirksamkeit von Leberegelmitteln. Münch. tierärztl. Wschr. **77**, Nr 50, 754—756 (1926). — [63] *Nöller, W.*, u. *F. Schmid*, Vorversuche zur Bekämpfung des Leberegels, insbesondere mit parenteral zu verabreichenden Mitteln. Tierärztl. Rdsch. **33**, Nr 46, 851—857. — [64] *Norris, J. H.*, Toxicity of carbon tetrachloride to sheep and cattle. Vet. Rec. **7**, Nr 28, 598—599 (1927). — [65] *Opel*, Über den Wert und Unwert von Leberegelmitteln. Münch. tierärztl. Wschr. **78**, Nr 12, 173—176 (1927). — [66] *Preobraženski* u. *Starostjuk*, Klinische und experimentelle Untersuchungen über Senkungsreaktion der Erythrocyten bei Pferden. Vet. delo **5**, Nr 6, 46—55 u. Nr 7, 32—40 (1927). — [67] *Reiss, Max*, u. *Karl Marx*, Ovarialhormon und Blutkalk. Endokrinol. **1**, 181—184 (1928). — [68] *Richter-Quittner, Marianne*, Über den Einfluß von Calcium- und Magnesiumchlorid auf die Mineralstoffe des Blutplasmas. C. r. Soc. Biol. Paris **91**, **Nr 26**, 596—598 (1924). — [69] *Riddle, Oskar*, and *Warren H. Reinhart*, Studies on the physiology of reproduction in birds. XXI. Blood calcium changes in the reproductive cycle. Amer. J. Physiol. **76**, Nr 3, 660—676 (1926). — [70] *Robinson, C. S.*, and *C. F. Huffman*, Studies on the chemical composition of beef blood. I. The concentrations of certain constituents in normal beef plasma. J. of biol. Chem. **67**, Nr 1, 245—255 (1926). — [71] *Sansom, A. E.*, On the action of the tetrachloride of carbon. Brit. med. J. **2**, 206—208 (1867). — [72] *Schlingman, A. S.*, The effect of carbon tetrachlorid on puppies. J. amer. vet. med. Assoc. **67**, H. 4, 474—479 (1925). — [73] *Schultz, Ottokarl*, Ein Beitrag zur alimentären Anämie. Berl. Tierärztl. Wschr. **45**, Nr 11, 177—179 (1929). — [74] *Schulz, E. W.*, and *A. Marx*, Studies on the toxicity of carbon tetrachloride. Amer. J. trop. Med. **4**, Nr 5, 469—482 (1924). — [75] *Seddon, H. R.*, The treatment of liver fluke in sheep. Austral. vet. J. **3**, **Nr 2**, 60—63 (1927). — [76] *Sellnick, R.*, Ein Beitrag zur Behandlung der Gastrophiliasis der Pferde mit Chlorkohlenstoff. Tierärztl. Rdsch. **30**, Nr 20, 311—312 (1924). — [77] *Senki-Enzel*, The anthelmintic effect of carbon tetrachloride (CCl_4) in ancylostomiasis. Taiwan Igakki Jasski **1923**, Nr 228. — [78] *Smillie, W. G.*, and *S. P. Pessoa*, Treatment of hookworm disease with carbon tetrachloride, efficiency of the drug and intoxication by the drug. Amer. J. Hyg. **3**, Nr 1, 35—45 (1923). — [79] *Stiasny, H.*, Über Narkose mit Avertin (E 107) und ihren Einfluß auf den Serumcalciumspiegel beim Hunde. Tierärztl. Rdsch. **33**, Nr 47, 871—875 (1927). — [80] *Straub, M.*, Tetrachloorkoolstofvergiftiging in twaalf gevallen. Geneesk. Tijdschr. Neder.-Indië **65**, H. 5. (1925). — [81] *Sweet, W. C.*, The treatment of hookworm and ascaris infections with carbon tetrachloride and oil of chenopodium. Ceylon J. Sci. **1925**, H. 1, 121. — [82] *Tailor, H. F.*, A case of hypersensitiveness to carbon tetrachlorid. J. amer. med. Assoc. **84**, Nr 4, 280 (1925). — [83] *Tschiember*, Die Calcämie in einigen pathologischen Fällen. C. r. Soc. Biol. Paris **91**, Nr 22, 195—197 (1924). — [84] *Wellmann, O.*, Die Bedeutung der ultravioletten Strahlen und der Vitamine in der Tierzucht. Állatorvosi Lapok **51**, Nr 19, 221—224 (1928). — [85] *Wells, H. S.*, A quantitative study of the absorption and excretion of the anthelmintic dose of carbon tetrachloride. J. of Pharmacol. **25**, 235—273 (1925). — [86] *Wirth, F.*, A fatal shampoo (carbon tetrachlorid poisoning). J. amer. med. Assoc. **53**, Nr 5, 392 (1909). — [87] *Wirth, F.*, Carbon tetrachloride poisoning. Brit. med. J. Nr **3117**, 497 (1920). — [88] *Zunz, Edgard*, et *Jean La Barre*, Variations de la coagulabilité de la glycémie et de la calcémie sous l'influence des rayons X. C. r. Soc. Biol. Paris **96**, Nr 2, 125—126 (1927).